中醫的源頭，可能比你想像的還早！神話並不是空談，而是智慧與絕學的起始

生生之道
藥草與銀針

千年醫術的風雲傳奇

王新陸 —— 主編

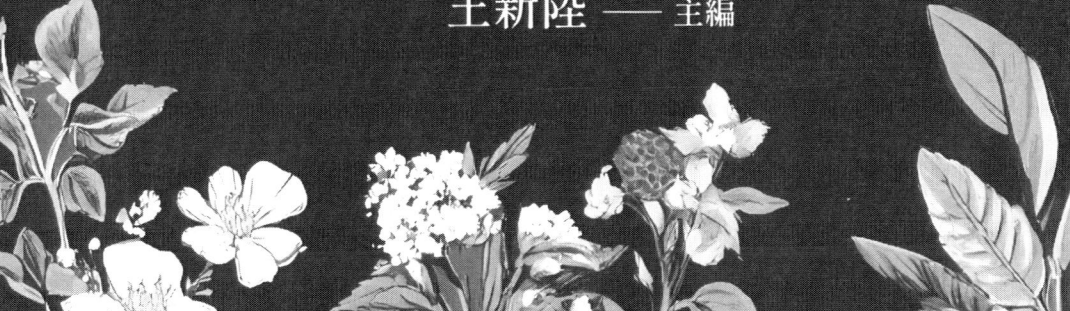

不僅治病，更是一場與生命的深度對話！
一覽中醫的智慧如何超越時間、跨越世代！
五千年醫道傳承，揭開歷史蘊藏的生命密碼！

從神農嘗百草到現代中西醫匯流，從伏羲九針到張錫純「衷中參西」
穿越歷史長河，探索人類與天地氣韻相融的生命奧祕

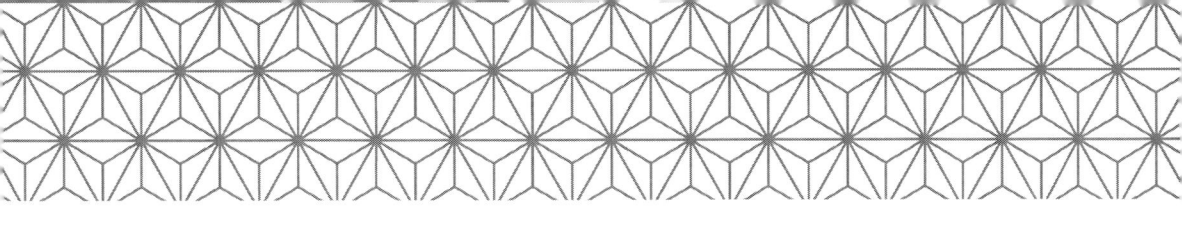

目 錄

前言

第一章　醫療肇始

　　伏羲製九針 …………………………………… 017

　　神農嘗百草 …………………………………… 020

　　神奇開顱術 …………………………………… 022

　　酒為百藥之長 ………………………………… 024

　　伊尹創湯液 …………………………………… 028

　　甲骨文裡藏醫 ………………………………… 030

　　典籍裡的藥物 ………………………………… 033

　　地下醫學寶藏 ………………………………… 035

第二章　醫理建構

　　醫宗扁鵲 ……………………………………… 041

　　《黃帝內經》 ………………………………… 045

　　《黃帝八十一難經》 ………………………… 049

　　《神農本草經》 ……………………………… 051

　　《傷寒雜病論》 ……………………………… 054

第三章　醫脈傳承

倉公創診籍……………………………… 062
華佗遺青囊……………………………… 065
脈學有準繩……………………………… 069
針灸立規範……………………………… 072
肘後備急方……………………………… 075
本草里程碑……………………………… 078
「鬼遺」外科方………………………… 080
「仙授」理傷法………………………… 082
兒科《顱顖經》………………………… 085
巢元方論病源…………………………… 087
甄權繪明堂……………………………… 090
官修《唐本草》………………………… 092
藥王著「千金」………………………… 094
王冰注《素問》………………………… 098

第四章　醫儒交融

喜好醫學的北宋皇帝…………………… 104
校正醫書局……………………………… 107
宋代醫官的培養………………………… 109
針灸銅人………………………………… 112
編了二百年的《局方》………………… 116

蘇頌與《圖經本草》……………………………… 118

　　兒科聖手錢乙 …………………………………… 120

　　「錦囊妙計」療頑疾 ……………………………… 124

　　成無己首注《傷寒論》…………………………… 126

　　名醫進士許叔微 ………………………………… 128

　　法醫學之父宋慈 ………………………………… 131

第五章　醫派紛呈

　　河間學派劉完素 ………………………………… 138

　　易水學派張元素 ………………………………… 141

　　攻邪學派張從正 ………………………………… 143

　　補土學派李東垣 ………………………………… 146

　　滋陰學派朱震亨 ………………………………… 149

　　倡論陰證王好古 ………………………………… 152

　　衛生寶鑑羅天益 ………………………………… 155

　　世醫得效危亦林 ………………………………… 158

　　善思篤行滑伯仁 ………………………………… 161

第六章　醫學大成（上）

　　普濟天下六萬方 ………………………………… 169

　　醫著等身薛立齋 ………………………………… 172

　　本草巔峰在「綱目」……………………………… 174

古今醫統徐春甫⋯⋯⋯⋯⋯⋯⋯⋯⋯⋯⋯ 178

針灸大成楊繼洲⋯⋯⋯⋯⋯⋯⋯⋯⋯⋯⋯ 181

證治六科有準繩⋯⋯⋯⋯⋯⋯⋯⋯⋯⋯⋯ 183

一代宗師「張熟地」⋯⋯⋯⋯⋯⋯⋯⋯⋯ 186

生生不息命門火⋯⋯⋯⋯⋯⋯⋯⋯⋯⋯⋯ 189

疫病剋星吳有性⋯⋯⋯⋯⋯⋯⋯⋯⋯⋯⋯ 191

曠世奇才傅青主⋯⋯⋯⋯⋯⋯⋯⋯⋯⋯⋯ 194

第七章　醫學大成（下）

名滿天下葉天士⋯⋯⋯⋯⋯⋯⋯⋯⋯⋯⋯ 198

博學儒雅薛生白⋯⋯⋯⋯⋯⋯⋯⋯⋯⋯⋯ 200

一徑清風繞洄溪⋯⋯⋯⋯⋯⋯⋯⋯⋯⋯⋯ 203

綱目拾遺趙學敏⋯⋯⋯⋯⋯⋯⋯⋯⋯⋯⋯ 206

御纂醫書成金鑑⋯⋯⋯⋯⋯⋯⋯⋯⋯⋯⋯ 209

妙悟岐黃玉楸子⋯⋯⋯⋯⋯⋯⋯⋯⋯⋯⋯ 211

開蒙先驅陳念祖⋯⋯⋯⋯⋯⋯⋯⋯⋯⋯⋯ 214

具古識今吳鞠通⋯⋯⋯⋯⋯⋯⋯⋯⋯⋯⋯ 217

大膽糾錯王清任⋯⋯⋯⋯⋯⋯⋯⋯⋯⋯⋯ 220

明清外科分三派⋯⋯⋯⋯⋯⋯⋯⋯⋯⋯⋯ 224

醫學雜誌刊吳中⋯⋯⋯⋯⋯⋯⋯⋯⋯⋯⋯ 227

外治之宗吳尚先⋯⋯⋯⋯⋯⋯⋯⋯⋯⋯⋯ 230

一心活人王士雄⋯⋯⋯⋯⋯⋯⋯⋯⋯⋯⋯ 233

人痘接種防天花⋯⋯⋯⋯⋯⋯⋯⋯⋯⋯⋯ 237

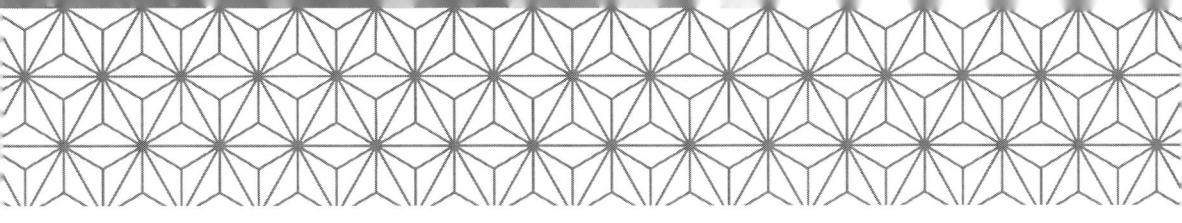

第八章　醫匯中西

第一位來華醫療傳教士 …………………………… 244
擅治血證的唐宗海 ………………………………… 248
衷中參西的張錫純 ………………………………… 250
棄文從醫的惲鐵樵 ………………………………… 253
中醫生死保衛戰 …………………………………… 255
醫之繩墨施今墨 …………………………………… 258

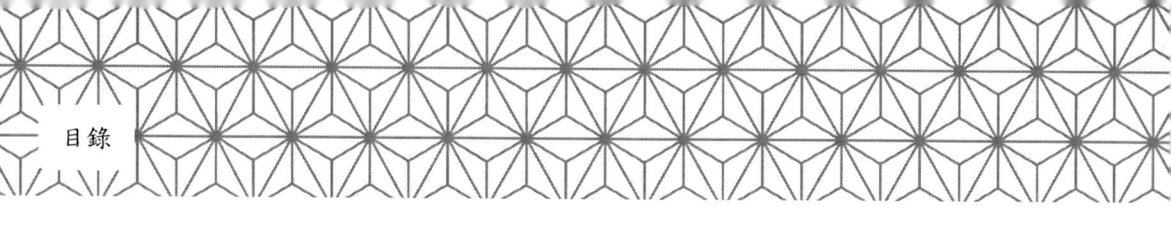

目錄

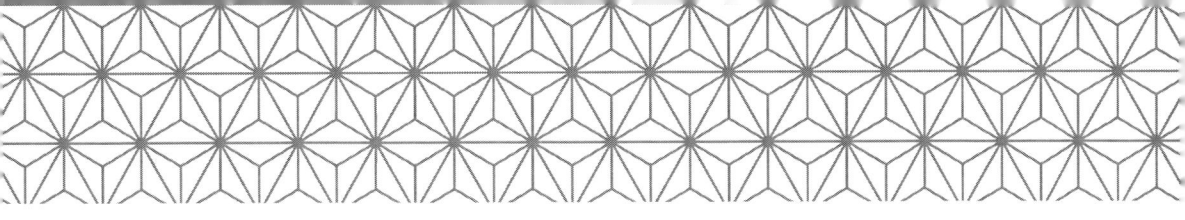

前言

　　這是一部關於中醫的書。

　　中醫，是中華民族創立並長期應用的醫學體系，體現的是中華民族關於生命健康的智慧。中醫可追溯的歷史有五千多年，而且是連續發展的，從未間斷，堪稱世界醫學史上的奇蹟。

　　無論什麼醫學，面對的都是人的寶貴生命，重點在於解決生命過程中的疾病問題，從而維護生命健康。當前，中國的醫學有中醫與西醫兩大類別，但是二者有著根本差異：西醫著眼於深入分析生命本質，重點在有形層面探究生命與疾病的實質；中醫著眼於對生命規律的整體掌握，重點在從功能層面認知生命與疾病的變化。因此，兩類醫學在思想、理論、方法上均存在著明顯不同。因為生命之謎至今並未從根本上得以揭示，所以這兩類醫學對生命與疾病的探索，各具意義，各有短長，很難以高低上下論之。

　　中醫對生命的認知與中華傳統文化一脈相承。中華古代哲學認為，氣是構成天地間萬物的本源，人的生命也不例外。人與自然萬物同稟一氣，皆由天地之氣交合孕育而生。如《莊子‧知北遊》說：「人之生，氣之聚也。聚則為生，散則為死⋯⋯通天下一氣耳。」《黃帝內經》則說：「人以天地之氣生，四時之法成。」生命以有形的軀體為載體，每時每刻都在變化和演進，生命狀態表現為「形與神俱」。中醫正是在這種生命觀的基礎上，建立起自己的理論體系，其突出特點是強調人與天地的整體性，人的生命能保持與天地息息相通，即所謂的「生氣通天」。生命保持

前言

與天地相通的狀態,即「天人合一」,便意味著生命活動在延續。若形神分離,天人相隔,則意味著生命活動的終結,這是中醫理論與實踐的根本。

所謂疾病,是生命過程中出現的異常狀態。中醫將正常生命狀態下的人視為「平人」,疾病造成的是生命狀態的「偏」。中醫治病則是對偏離正常狀態的調整與糾正,即所謂「補偏救弊」,而非與疾病的對抗,直接針對身體內部病理改變而治療。因此,中醫治病有扶正祛邪、治病求本等原則,採取辨證論治的方法,無論使用針灸還是方藥,都是針對疾病狀態的調整,最終達到「以平為期」的目的。中醫的思想理念,充分體現了中醫學以人為本、以生命為本的基本特徵。

中醫學的形成與發展,離不開中華傳統文化思想的深刻影響。經過長期實踐,中華先民創造並累積了大量關於疾病的經驗、知識和治病方法,在先秦諸子百家思想的影響下,逐步實現了理論化,並發展成中醫特有的理論和學說。中醫理論體系框架早在兩漢時期即已建立,其象徵是《黃帝內經》、《難經》、《傷寒雜病論》、《神農本草經》等經典著作的成書。之後,中醫便在此基礎上不斷發展、豐富和完善,形成系統、完整的理論與實踐,並綿延至今。中醫不僅有效保障了中華民族的生命健康,而且對全人類做出了突出貢獻。這是值得我們珍視和自豪的!

本書試圖從歷史的角度,以時間為線索,大致勾勒出中醫形成、發展、變化的歷史。全書以著名醫家、重要醫籍、重大醫事串聯出中醫發展的歷史軌跡,以展示中醫的基本特點,展現中醫的偉大成就。

本書將中醫發展的歷史大致分為醫療肇始、醫理建構、醫脈傳承、醫儒交融、醫派紛呈、醫學大成、醫匯中西七個階段。在敘述過程中,

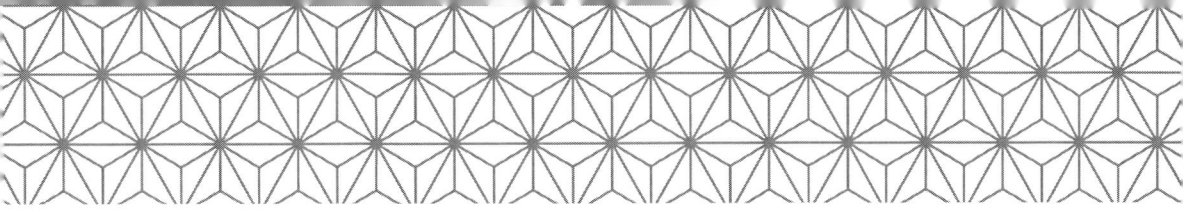

注重知識性、可讀性、趣味性,不作繁瑣的文獻徵引與考證。

中華的傳統學問以「道」為最高境界,所以醫學也以「醫道」為尊。醫道,不僅僅是治病技術,更是思想智慧,是中華民族的生命之道。《黃帝內經》說:「道上知天文,下知地理,中知人事,可以長久,以教眾庶,亦不疑殆。醫道論篇,可傳後世,可以為寶。」可見醫道乃通天徹地的大學問、大智慧。

中華醫道,源遠流長;萬民健康,生生不息。

編者

二〇二三年七月

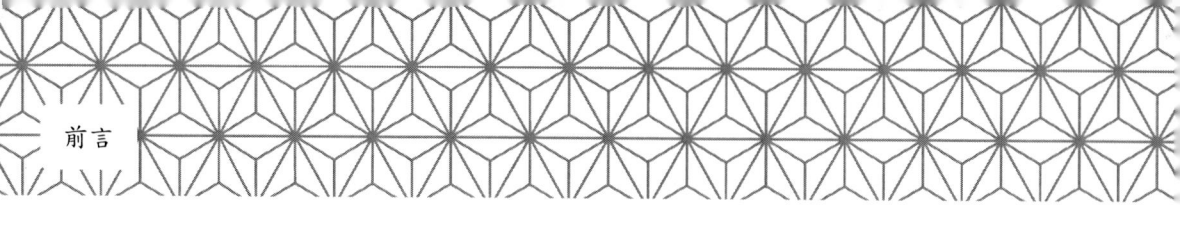

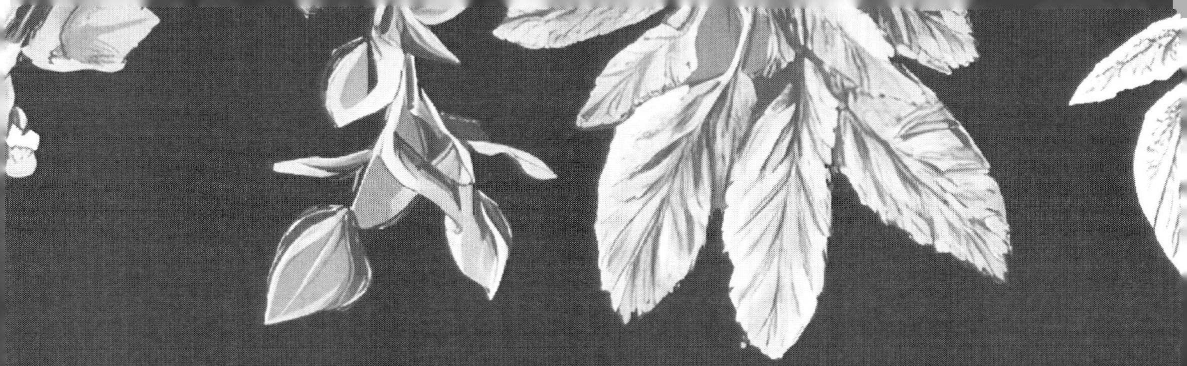

第一章
醫療肇始

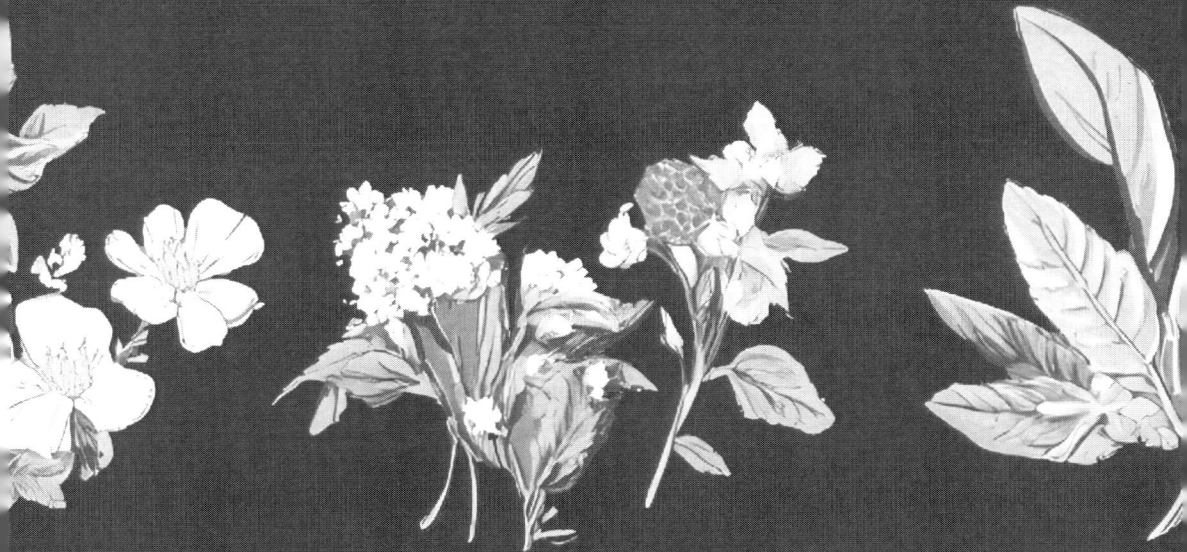

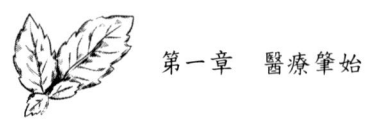
第一章　醫療肇始

自從有了人類，病痛便如影隨形，自然就有了緩解病痛、維護健康的需求。人類之始，也是疾病之始、醫療之始。醫學伴著人類而產生，隨著文明進步而發展。

醫療活動與中華文明同步，而且是從生存的基本需求——衣、食、住、行展開的。

有關中華民族文明起源的傳說，大多涉及有巢氏、燧人氏、伏羲氏、神農氏和軒轅氏幾個重要人物。自古以來，人們普遍認為，這些人文始祖，同時也是中國醫學的創始人。

有巢氏時代相當於原始社會前期。當時人們手執木棒和粗糙的石製工具，依靠集體的智慧和力量，採集果實，獵取野獸，維持生活。為了保護自己、躲避風雨和野獸的侵襲，人們夏天構木巢居在樹上，冬天則穴居在山洞裡，從而有了最原始的保健活動。

繼有巢氏時代之後，社會進入燧人氏時代。那時，燧人氏發明了自然的有力武器，而且擴大了食物的種類和來源，使生食變成了熟食，大大減少了腸胃病的發生，並促進了大腦的發育和生理的進化，明顯提高了健康水準。同時，人們在圍火取暖時，偶然發現用燒熱的石塊或砂土區域性燙熨，可以消除某些病痛，於是發明了熱熨法，後來在此基礎上創造了艾灸法。

燧人氏時代之後，社會進入伏羲氏時代。隨著人們對採集、狩獵和捕魚工具的改進，男女有了分工，於是「伏羲氏教民嫁娶」，人類開始從群婚制過渡到對偶婚制，從而促進了人類的健康繁衍。此時，人們還發明了用砭石、骨針等刺破癰瘍或治療疼痛的方法，砭石、骨針等不僅成為中國最早的手術器械，這些治療方法也是針灸療法的起源，故有「伏

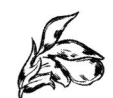

羲製九針」的傳說。

伏羲氏時代後期，隨著農業和畜牧業的發展，人們逐漸由游牧生活轉變為定居生活，社會進入神農氏時代。這時，人們開始對周圍的植物和動物做較為細緻的研究，以便作為食物來源及種植飼養的對象。在這些活動中，人們還發現某些植物或動物能夠緩解身體的病痛。當人們開始主動利用這些動植物時，它們便成為最早的藥物。「神農嘗百草」的傳說，實際就是對藥物起源的加工演繹。這個時期，人們還發明了製陶技術，為中藥湯劑治病奠定了基礎。

神農氏時代之後，社會進入黃帝時代。這時，生產力得到了進一步發展，工具製造更加精巧。據傳，這時的人們已經可以建築房屋，製造車船，養蠶織布，縫製衣服，還發明了原始的文字和曆法。醫藥知識也日漸豐富，已經掌握了某些疾病的病因、症狀和治療方法，對人體內部結構也有所了解，因而有「黃帝、岐伯論醫道」的傳說，也是中醫別稱「岐黃」的緣由。

外傷，是危害原始人類生命安全的主要問題之一。因證據不足，我們很難推斷先民是如何對待像擦傷、流血、骨折等傷痛的。但是，在傅家大汶口文化遺址中「顱骨開窗術」的發現，將中華民族開顱手術的時間追溯到五千多年前。遺址中墓主顱骨缺損，係開顱手術所致，缺損處邊緣這個發現讓我們對先祖高超的外科手術與創傷護理水準有了更為廣闊的想像空間。

考古學研究成果表明，大約四五千年前，人們已學會了立表測影，並據此確定空間和時間，這表明原始的曆法已經產生。先民在掌握農作物生長與天時關係的同時，開始了對人體生理、病理與天地自然關係的

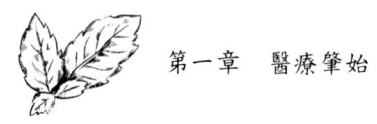

第一章　醫療肇始

觀察，這就是「天人相應」觀念的雛形。

西元前 21 世紀，夏王朝建立，開始進入奴隸社會。其後的一千多年時間，是中華文明形成的重要時期。我們能見到的最早的成熟漢字——甲骨文，是商朝晚期王室用於占卜記事而在龜甲或獸骨上契刻的文字，上面有關人體、疾病的卜辭，在一定程度上體現出商代對人體、生命和疾病的認識，是醫學史研究的重要史料。

西周時期，手工業生產種類多、分工細，有「百工」之稱。「醫」逐漸從早期的醫巫雜糅中分離出來，成為獨立的職業。在《周禮》中，「醫」和「巫」各有所司，二者已經有了明確的分工。當時的醫分為食醫、疾醫、瘍醫、獸醫四科。其中，食醫指導王室貴族的四時飲食搭配，疾醫相當於內科醫生，瘍醫相當於外科與骨傷科醫生，獸醫專門掌管牲畜疾病的治療。

隨著生產生活實踐經驗的累積，人們對藥物的認識也在逐漸發展，藥物的品種不斷擴大，對藥性、藥效的認識越來越深入，用法也更加多樣化。先秦文獻《周禮》、《詩經》、《山海經》（少部分為漢初作品）等書中，就記載有不少與藥物相關的資料。

釀酒技術的進步，使酒廣泛用於社會生活之中，並成為治療病痛的重要材料。酒，不僅作為獨立的藥物使用，還與其他藥物共用，以藥之功，借酒之力，從而達到最佳的治療效果，故《漢書》稱「酒，百藥之長」。

隨著藥物知識的豐富，人們開始探索多種藥物的組合應用。傳說商代的伊尹開創了將幾種藥物混合煎煮，製成「湯液」服用的方法。「伊尹創湯液」，代表著中醫由用「藥」治病到用「方」治病的轉變，開啟了辨證論治、隨證調方的先河，這是中醫歷史發展中的重要飛躍。

伏羲製九針

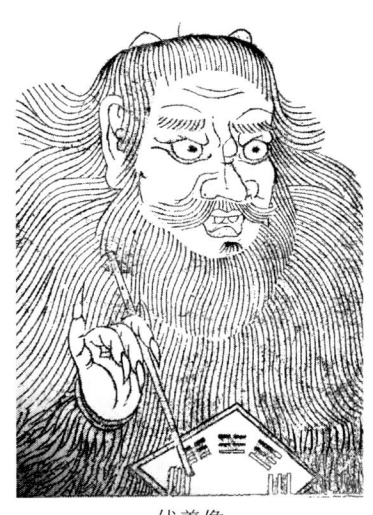
伏羲像

伏羲是傳說中的中華人文始祖,被奉為「三皇之首」、「百王之先」。在古籍的記載中,伏羲的貢獻很多,他曾經教民結繩成網,從事漁獵畜牧,制定曆法、節氣,繪八卦,制嫁娶,創音樂等等,是中華文明早期的開創者之一。

晉代皇甫謐在《帝王世紀》中說伏羲創製了九針,開啟了針灸法的源頭。

「九針」,指的是九種大小、形制不同的治療工具。對此,在《靈樞》中有明確的記載:

第一種叫鑱針,用來淺刺,瀉除肌表的熱邪。

第二種叫圓針,用來按摩分肉(肌肉)。

第三種叫鍉針,用來按摩經脈,流通氣血,而不深陷於皮膚之內。。

第一章　醫療肇始

第四種叫鋒針，用來治療頑固性疾病。

第五種叫鈹針，用來刺破癰瘍，排膿放血。

第六種叫圓利針，針身略粗，用來治療急性病症。

第七種叫毫針，可以輕緩地刺入皮膚，輕微地提插，能夠充實正氣，消散邪氣。

第八種叫長針，可以治久病不癒的痹痛。

第九種叫大針，用來瀉除關節中的積水。

從《靈樞》的描述中可以看出，這九種醫療工具的形態各不相同，有長有短，有的圓鈍，有的鋒利，適用的疾病也不相同，要根據病症來選用合適的「針」。雖然它們都以「針」來命名，但是「九針」顯然不只是針灸的工具，像針端圓鈍的圓針是用於按摩的「按摩器」，形如寶劍的鈹針是用於切開排膿的「手術刀」，細如蚊蟲口器的毫針是類似於今天的「針灸針」。

據專家考證，伏羲大約生活於舊石器時代向新石器時代過渡的初期，人工冶煉金屬還沒有出現，這時雖然應用砭石，有了「九針」的雛形，但是他不大可能真正發明由金屬製成的「九針」。

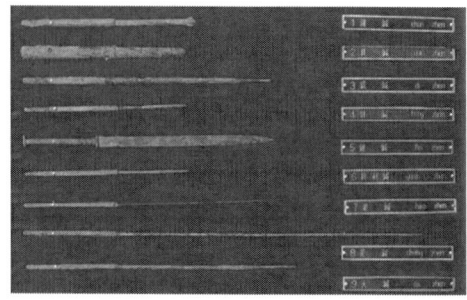

九針

伏羲製九針

　　如果要追溯「九針」的起源，那要回溯到數萬年乃至數十萬年前的舊石器時代。當時的人們發現，人的身體表面有一些凹陷的點，按壓會產生痠痛的感覺。當關節、肌肉、頭部疼痛時，會下意識地揉按，當按壓某些點特別是凹陷的點時，疼痛會減輕。比如，當我們頭痛時，會自然地按揉太陽穴。這是一種本能，慢慢地累積為經驗。

　　或者，原始人在生活中偶然被一些尖硬器物，如尖石、荊棘等觸碰了體表某個部位，會發生意想不到的疼痛減輕的現象。類似情形多次出現時，人們便有可能用一些石塊來刺激身體的某些部位，用來減輕病痛。這些身體的特殊部位，逐漸被歸納、總結，成為後世所說的「穴位」。

　　另外，原始人類因為生活環境惡劣，可能會經常發生皮膚化膿性感染類的疾病，像瘡、癤、癰、疽等，在成膿期是非常痛苦的。如果這些膿腫恰巧被荊棘或尖石刺破，膿液排出，疼痛會迅速消減，傷口也會很快癒合，這種現象會讓人們感到神奇並反覆嘗試，成為經驗，代代相傳。

　　當人們開始用石塊、貝殼、樹枝等，有意識地來按壓、刺激身體的某些部位，以減緩病痛；當人們嘗試著用尖銳的石塊、鋒利的貝殼切開瘡瘍。人們「以石治病」經驗的增加，砭石的形狀也開始趨於多樣化，成就為後來「九針」的原型。

　　新石器時代，人們學會了用動物骨骼、野生竹子和陶土做成針具，質地也比石針更光滑細緻。

　　隨著冶煉技術的提高，逐漸出現了做工精緻的金屬針具。商周時代，針具已由石針、骨針、竹針逐步發展成為青銅針。至秦漢時期，隨著鐵器的出現與普及，又出現了鐵針，之後金針、銀針等也相繼出現。

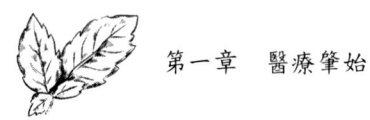

第一章　醫療肇始

「針」字，古時曾寫作「箴」、「鍼」，就體現了竹針、金屬針形制上的變化。而「九針」發展的另一個方向 —— 手術刀，也越來越精細化、多樣化。

「伏羲製九針」是個古老的傳說，但是九針，確實是針灸器具雛形的代表，也是用於外科手術的開端。

一　神農嘗百草

「神農嘗百草」是一個家喻戶曉的古老傳說。

上古之時，人們過著茹毛飲血的日子，靠採集野果、捕捉獵物為生。這種生活沒有穩定的食物來源，缺少保障，人們難免會飢一頓、飽一頓，忍飢挨餓時常發生。如果不小心誤食了有毒的東西，更是會對身體造成較大傷害，甚至會昏迷、死亡。再加上人們經常生吃採集到的植物、捕獲的螺蚌之類食物，又很容易得脾胃方面的疾病。

神農看到這種情況，心生憐憫。他用自己的智慧，教導人民根據土地的不同情況，播種五穀，這就是傳說中原始農業的起源。另外，神農還親自去嘗各種植物的滋味以及水泉的甘苦，分辨有毒無毒，再傳授給人民，使他們能夠避開危險。

據傳，神農因為嘗百草，曾在一天內遇到「七十毒」。幸虧他天賦異稟，生就一副「水晶肚腸」，肚腹是透明的，在外面可以清楚地看到臟腑的情況。所以他能夠知道毒草傷到了哪個部位，便於及時救治。但神農最後還是在南巡之時，由於誤嘗了斷腸草，毒性發作太快，來不及解毒就腸道寸斷而死。

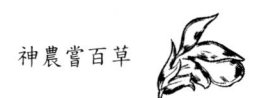

數千年來，神農為了民眾健康，九死不悔的犧牲精神和博大品格一直為後人所傳頌。

神農，生活在距今大約五六千年前，是上古時期姜姓部落的首領。這個時期，大約是原始社會從採集、漁獵發展到農耕的轉折階段。

實際上，在我們早期史書的記載中，除了神農以外，還有伏羲嘗百藥、黃帝讓岐伯嘗草木的傳說。只不過，這些傳說以神農的故事流傳最為廣泛，神農作為農業和藥物開創者的形象早已深入人心。

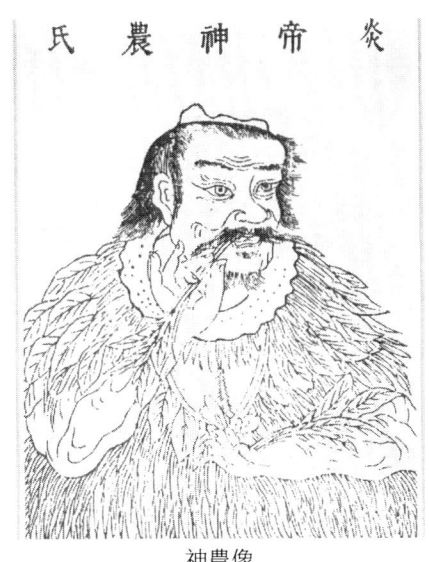

神農像

傳說的創作都是以現實為依據的，神農、伏羲、岐伯的「嘗」，既可作「品嘗」理解，又可作「嘗試」理解，真實地反映出我們的先民對藥物的認識和探索過程。

「神農嘗百草」一開始是為了尋找食物，想知道哪些能吃、哪些不能吃。在這個過程中，食用了未知的野果、種子、根莖，有時會出現噁心嘔

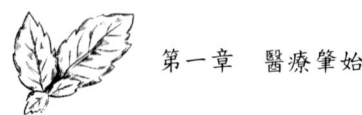
第一章　醫療肇始

吐，有時會出現腹痛腹瀉，有時會出現眩暈頭痛，甚至會發生昏迷和死亡。

當然，有時也會因為吃了某些植物，使原有的噁心嘔吐、腹痛腹瀉、眩暈頭痛等症狀減輕了。一開始這些現象是極其偶然的，可能不被關注的，但是在多次發生後，就逐漸被人們所認識，知道有些植物能夠緩解嘔吐，有些能夠治療腹瀉，有些能夠平息眩暈等等，並作為經驗累積起來，代代相傳。

就這樣，經過無數次的嘗味和嘗試，透過舌頭的品嘗、身體的感受，人們累積了一些植物藥知識，以及對動物藥、礦物藥的認識。人們也逐漸開始關注疾病現象，並嘗試探索自然草木的習性，嘗試用自然界的植物、動物、礦物質治療疾病，這就是藥物學的起源。

以神農為代表的一代又一代先民認識了眾多藥物的有毒、無毒，知曉了酸、苦、甘、辛、鹹五味的特點，總結和累積了藥物學的知識。這是個極其漫長而艱辛的過程。

神農時代醫學先驅的探索和犧牲精神對後世產生了深遠影響，於是中國最早的藥物學專著《神農本草經》就冠以神農之名，以溯本求源，表達對先祖的崇敬。

神奇開顱術

1995 年，在傅家大汶口文化遺址發掘出土的一具屍骨引起了世人的矚目。

墓主人為成年男性，年齡在 35 歲至 45 歲，距今五千年以上。讓人震驚的是，其顱骨上有一個近圓形的缺損，圓洞周圍有明顯的刮削痕

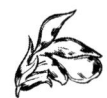

跡。據專家考證,應當是墓主人生前施行開顱手術時留下的。五千年以前的開顱術!即使是在今天,開顱也還是難度很高的外科手術。

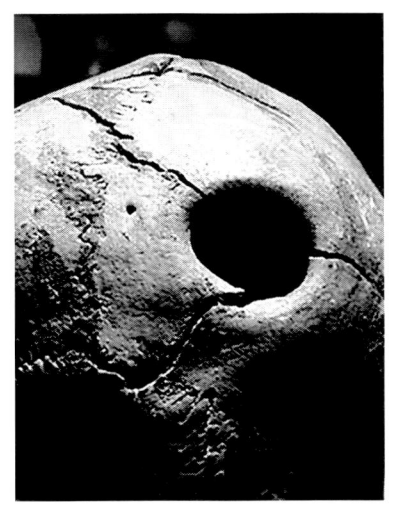

傅家大汶口文化遺址出土的墓主人顱骨

更不可思議的是,研究人員用X光、螺旋CT掃描及三維成像等手段,從多個不同角度分析研究,發現顱骨缺損的邊緣,內板和外板已經很好地融合了。這說明手術是成功的,術後病人至少又存活了兩年時間。

這被稱為中華民族發現最早的成功的「顱骨開窗術」。

為什麼要在顱骨上開一個「窗」?在缺少金屬工具的石器時代,僅僅用簡易、粗糙的石器或骨器,是如何在堅硬的顱骨上開出一個洞的?在缺少止痛、輸血和抗感染措施的原始時代,病人又是如何扛過手術的疼痛、大量的失血,以及術後感染,而頑強地存活下來的?這些,至今仍是未解之謎。

我們只能推測,或許是因為原始人對疾病產生的真正原因所知極

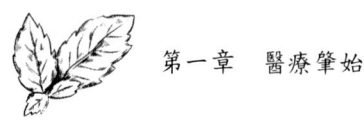

第一章　醫療肇始

少，人們曾把疾病的主要原因歸之於某種超自然的因素——神或魔。當有人感到劇烈頭痛、偏頭痛時，便認為是神或魔存在於頭顱中。他們一方面以原始的宗教儀式祈求神的保佑，另一方面為病人做原始的「顱骨開窗術」，為病魔打通一條出路，把他們設想中的、隱匿於病人顱腔內作祟的「病魔」從顱骨的孔洞「驅趕」出去。

在驚嘆於早期人類開顱術神奇的同時，我們也會提出疑問：原始人類會進行什麼樣的手術？還有哪些治療外傷的方法？

原始社會人們生活艱苦，環境險惡，跌打損傷、禽獸蟲的危害、氏族部落間的爭鬥，都會導致流血、骨折等外傷。但是我們的先民如何處理外傷，現在已難以查證。在近代一些交通不便、資訊極其閉塞、經濟文化極為落後的地區，人們往往以泥土、香灰、樹葉等敷裹創口。由此推斷，原始人對於外傷，也可能用苔蘚、樹葉、草莖、泥土、唾液等來敷裹塗抹傷口。久而久之，人們逐漸從中發現了一些適用於敷治外傷的外用藥，其中多數是植物性藥物。而人們為了減輕由於外傷所引起的劇烈疼痛和出血，自然也會用手撫摸或壓迫傷處，從而構成了最早的按摩術和止血術。這應是外治法的起源。

一　酒為百藥之長

古代的酒，是由糧食釀製而成的一種含有低酒精度的飲品。

酒在中華民族的起源很早，大約在原始公社時期，人們就已經從野果或穀物的自然發酵中獲得啟示，發明了釀酒。

關於釀酒的發明，流傳最廣的是「杜康造酒」的故事：黃帝時期，

酒為百藥之長

杜康專門負責管理糧食。當時,吃不完的糧食被儲藏在山洞中,時間一久就會腐爛。杜康苦苦思索儲存糧食的方法,他試著把糧食裝到乾燥的樹洞裡。過了一段時間,杜康發現盛糧的樹洞向外滲出水來,清香撲鼻,附近橫七豎八地躺著一些野豬、山羊、兔子,牠們都是因為喝了這些水而醉倒的。杜康由此發現了酒,進一步摸索出用剩餘的糧食釀酒的方法。

杜康被後世譽為釀酒始祖,「杜康」也被用作酒的代名詞。像大家耳熟能詳的「何以解憂,唯有杜康」,就是源於這個傳說。

另外,還有「儀狄造酒」的傳說。大禹的女兒讓儀狄釀酒,進獻給禹,禹嘗了之後覺得非常甘美,不僅沒有沉迷,還說:「後世一定會有因為酒而亡國的。」

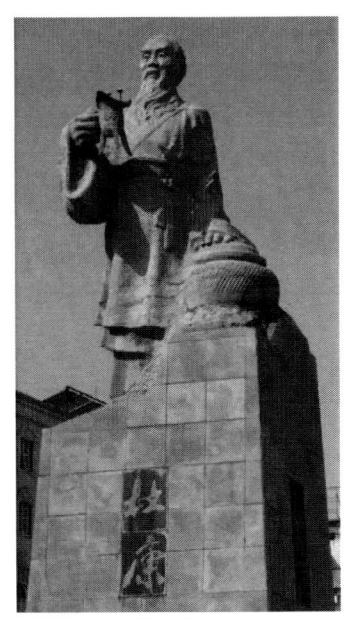

杜康塑像

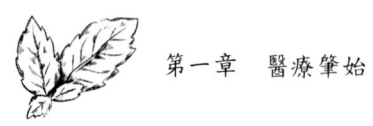

第一章　醫療肇始

醸酒究竟起於何時，目前尚無定論。但可以肯定的是，最晚在夏代人們就已經掌握了釀酒的技術。

考古發現，新石器時代中期的仰韶文化時期，人們就已經開始釀酒。這時不僅農產品日漸增多，且有了各類盛水裝酒的陶皿。新石器時代晚期的淄博龍山文化遺址更是出土了專用的陶製酒器。

商代文化遺址中，有數以千計種類各異的青銅酒器，反映出商人祭祀時用酒，以及當時貴族的好酒成風。

酒的主要用途是祭祀和醫療。

甲骨文中有「鬯其酒」的記載，「鬯」字甲骨文寫作，上面表示是一個容器，裡面盛著糧食；下面是變化的意思，表示把糧食放到器皿中，釀製，發生變化，就成了酒。

班固解釋「鬯」字說：「以百草之香，鬱金合而釀之，成為鬯。」用香草釀製，加入鬱金後能使酒色金黃。可見，「鬯」是一種色香味俱佳的藥酒。這是我們目前所知關於藥酒的最早記載。

我們再看「醫」字。「醫」字早期有不同寫法，其中常見的作「醫」，「酉」表示與酒有關。

從漢字構造來看，「醫」字上面左半邊表示患者被箭射傷了，右半邊是指患者痛苦的呻吟聲。而下面是「酉」，形似酒罈子，通「酒」。可見，「醫」這個字是把疾病的痛苦和治病時不可缺少的酒，組合而成的。它生動地體現了酒在當時醫療中的突出作用，反映出當時醫生在治病時，酒已被視為一種不可或缺的東西。《漢書》更是把酒尊為「百藥之長」。

今天，我們提到酒，最擔心的是過飲傷身。古時為什麼常用酒來治

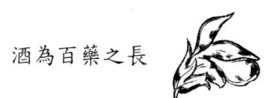

病,並且酒在醫療中能夠具有如此高的地位呢?

那是因為:一方面,酒能使人感到愉悅、興奮,有止痛的作用,能夠通血脈、祛寒邪、散溼氣、溫脾胃,用途非常廣泛。這在藥物、針灸等療法還不太發達的時代,幾乎是一個通治百病的萬能之品。另一方面,早期人們對疾病和藥物的認識還十分有限,藥物的性味、炮製、配伍理論都還未出現。人們治療疾病往往停留在用某一種藥治療某一種病痛,這種「藥——症」一一對應的模式,很容易出現用藥不恰當而產生副作用的情況。相較而言,用酒要安全得多。

所以,在漢代及以前,酒在醫療中的地位是其他藥物所不可比擬的。隨著湯液的發展,酒不僅僅單用,還經常合在湯劑中應用。後來,酒還常常用於藥物的加工炮製。

《素問》中提到古人作「湯液醪醴」治療疾病;西漢馬王堆漢墓出土的帛書《五十二病方》中記載了四十多個用酒的方子;《史記》記載的扁鵲見齊桓侯的故事中,扁鵲指出當疾病到了腸胃間時要用「酒醪」來治療。這些都與酒密切相關。

後來,隨著藥物理論的形成,對藥物認識的深化,酒逐漸地被其他藥物所取代,就不再是常用藥物了。

實際上,在中醫的治療、養生中,酒並未隨著時代的變遷而完全退出。比如養生保健常用的藥酒;中藥中的大黃、黃連、當歸、川芎、蘄蛇等用酒來炮製,或引導藥物向上執行,或增強活血化瘀的功能,還有矯正味道、消除腥臭的作用。

酒用於處方中,也不罕見。像張仲景治療胸痺的名方「瓜蔞薤白白酒湯」,酒是很重要的組成部分。

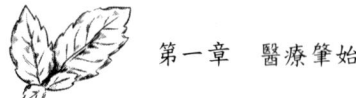

第一章　醫療肇始

一 伊尹創湯液

　　湯液，一般認為是中藥湯劑，由各種藥物加水煎煮而成，是中醫治療疾病最常用的劑型之一。在「神農嘗百草」這樣的藥物認識的早期，藥是生用的，人們直接把藥用的植物放在嘴裡咀嚼，或者切碎吞服。將幾種藥物混合起來煎煮成為「湯液」的方法，傳說是商代的伊尹開創的。

　　伊尹，名摯，尹是官職名。

　　伊尹自幼聰明好學，志向高遠，他不僅學得了高超的烹飪技術，還博聞廣知，時人讚其為「賢人」。湯王求賢若渴，聽聞伊尹的賢名，就想請他協助自己，但是被有侁氏的國君拒絕了。湯王想了個辦法，求娶有侁氏國君的女兒，而伊尹作為陪嫁的「媵臣」來到了商。

　　在伊尹的協助下，商湯打敗了夏桀，建立了商王朝。伊尹一生輔佐了湯、外丙、中王、太甲四位商王，功績顯赫。

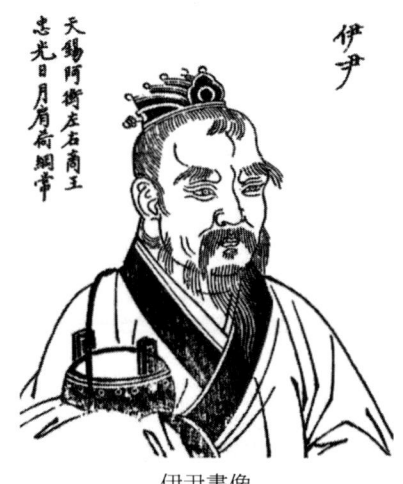

伊尹畫像

伊尹創湯液

　　伊尹有多重身分,他以卓越的政治才能被譽為中華歷史上的第一賢相,奉祀為「商元聖」;又因是歷史上以負鼎俎調五味的傑出庖人,被烹飪界尊為「烹飪始祖」;他還是商王朝重要的「巫」。伊尹並不是專職醫生,歷史上也從未有他行醫的記載。那為什麼會認為「湯液」是伊尹創製的呢?

　　伊尹是廚師出身,精於烹飪,後來做了丞相,也時常用烹飪來說明治國的道理。煮飯時,將多種食材混合在一起,加上水一起蒸、煮,以獲得調和的五味;湯劑煎藥時,把幾種藥物放在一起用水煎煮,以獲得最佳的治療效果。這二者是何等的相似!而且,烹飪用的一些食材,往往同時又是藥材。比如,伊尹在對商湯講烹調和味時提到「陽樸之薑,招搖之桂」。薑、桂都是中醫常用的藥物。所以,在烹飪的經驗中獲得湯劑的啟示,是完全可能的。

　　伊尹對醫學也是通曉的,史書記載,他談治國問題時,曾多次以醫理為喻。有一次湯王問他治理天下的道理。伊尹回答說:「做事的根本,一定要先修養自身,愛惜生命。不斷吐故納新,腠理就會保持暢通,精氣不斷地更新、增長,邪氣被驅除到體外,才會健康長壽,終其天年。」對生命和養生的認識是非常精闢的。

　　可能是基於這些原因,伊尹被晉代的皇甫謐認為是湯液的發明者。

　　湯液的出現,實現了由生藥到熟藥,由單味藥到複方的轉變。相對於生藥,煎煮的湯劑吸收更快、藥效更佳。更為重要的是,人們從此開始探索多種藥物的共同應用。最初是將功效相似的藥物簡單組合在一起;慢慢地,我們的先民總結出藥物之間的相互作用,比如哪兩味藥在一起會互相促進、功效增強,哪些藥一起用會相互制約、降低藥效,哪些藥

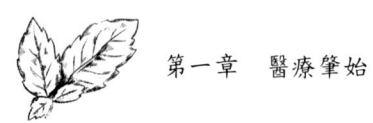

第一章　醫療肇始

一起用會降低藥物毒性,哪些又會產生劇烈的毒副反應等;再後來,才有了系統性的、成熟的方劑的組方理論。

「神農嘗百草」時代,人們治病是某病用某藥,這種植物的葉子治療頭痛,那種植物的根治療腹痛,是一一對應的「對號入座」。「伊尹創湯液」後,有了「方」的概念,就完全不同了,首先要辨證患者的疾病,根據具體病症的不同,依照方劑配伍的理論,對藥物進行靈活的、針對性的組合和增減,形成「方」。從此,醫生治病,開的就是「方」,根據「方」再做成湯、丸、散等劑型,而不再是單純地用「藥」了。「方」是中醫的特色,也是優勢所在。我們今天找中醫看病,會說找哪位大夫「開個方」,而不是「開個藥」,就是這個道理。

從「神農嘗百草」到「伊尹創湯液」,代表著中醫由用「藥」治病到用「方」治病的轉變,這是中醫史上一個大進展。

一　甲骨文裡藏醫

清光緒二十五年(1899),國子監祭酒王懿榮得了瘧疾,醫生開的藥方中有一味「龍骨」。龍骨是古代脊椎動物的骨骼化石,有重鎮安神、收斂固脫的功效。王懿榮在翻看藥物時,忽然發現一片龍骨上刻有花紋,這些紋路絕對不是天然形成的,與青銅器上的金文有些相似,它們之間似乎存在著某種連繫。王懿榮恰巧十分愛好考古和文字學,是一位造詣精深的金石學家,他以豐富的學識,很快推斷出這很可能是古代的一種文字。接下來,王懿榮在北京中藥鋪中收購了有字「龍骨」1,500多片。

遺憾的是,王懿榮還沒來得及研究,命運就發生了巨大的轉折。他

當時還擔任京師團練大臣的職務，處理關於防衛北京和抵抗八國聯軍的事務。1900 年，八國聯軍攻陷北京，王懿榮不願苟且偷生，與妻子、兒媳投井自盡，展現了一個文人的氣節。

在王懿榮之後，劉鶚、羅振玉、王國維、郭沫若、董作賓、胡厚宣等學者對甲骨文做了進一步深入的研究。

甲骨文是刻在龜甲和大動物肩胛骨上，用於記錄占卜的一種早期文字。史官將卜問的內容刻寫出來，作為檔案材料由王室史官儲存。這就是我們看到的卜辭。殷商甲骨卜辭，為研究社會、文化和醫療提供了極為寶貴的第一手史料。

目前蒐集到的殷墟出土的甲骨，大約有 16 萬片，其中與人體、疾病、醫療等醫學方面相關的有 323 片，415 辭，距今 3,278 至 3,378 年。

從甲骨文看，那時對人體部位已有初步認識，開始用單字為身體部位命名。這些字大多是象形文字。

甲骨文 𠂉（人）是一個側面的人。

甲骨文 𠂉（身）表示有孕，現在「身」也有這個義項，懷孕稱「有身子」。

五官中，甲骨文有 （眉）、 （目）、 （耳）、 （鼻）、 （口）、 （齒）。

其他身體部位有手、胸、腹、腿、足、趾等。

可見，甲骨文對於體表能見部位大多都有描述。而對人體內部結構的記述較少，如 （呂）指脊骨，像是兩塊脊椎骨擺在一起。內臟器官目前所知只有一個 （心）字，是最早對臟腑的記載。

第一章 醫療肇始

疾病被廣泛稱為「疒」，表示一人臥病在床，大汗淋漓。「疾」字的意思就不同了，表示一人中箭，大約是外傷一類的疾病。

甲骨文中所載的疾病名稱有 20 多種。最常見的表述方式為「疒」加上疾病的部位。如「疒首」是頭病，「疒目」是眼病，「疒耳」是耳病，「疒自」是鼻病，「疒齒」是牙病，「疒腹」是腹病，「疒止」是足病等等。

有的字表示出疾病的特徵。像齲齒的「齲」字，形似有蟲往牙齒裡鑽。蠱，器皿中有蟲，表示腹中有蟲的疾病。

這兩個字不僅反映了疾病的特點，還體現了當時人們對病因的認識。

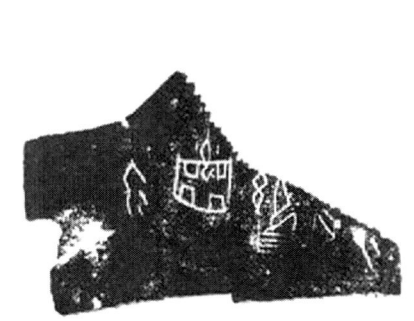
甲骨文中「齲」字

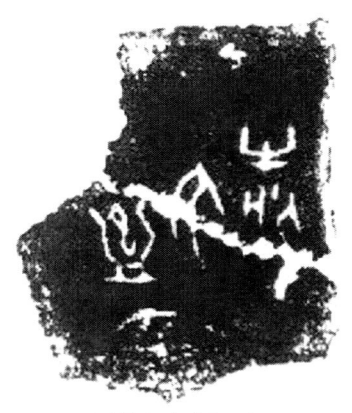
甲骨文中「蠱」字

殷商時期人們的疾病觀是比較膚淺的，認為絕大多數疾病是由於天意、鬼神作祟、懲罰造成的。巫術在當時具有統治地位，故而治療方法大都以卜筮求問於上天祖先，以預測疾病，期望祖先賜福，使疾病早日痊癒。

由於占卜問病者只限於奴隸主這個階層，卜辭所載患病之人，基本

上都是殷商的最高統治者、王室成員。加之流傳於世的甲骨文數量有限，所以遠不能反映商代醫藥知識的全部。

但是，甲骨文為我們了解殷商時期人們是如何認識人體、如何認識疾病以及如何應對疾病，都提供了極為寶貴的一手資料。

一 典籍裡的藥物

關關雎鳩，在河之洲。窈窕淑女，君子好逑。

參差荇菜，左右流之。窈窕淑女，寤寐求之。

上述詩句引自大家耳熟能詳的《詩經》的第一篇〈關雎〉。它是一首描寫愛情的詩歌，表達了一位謙謙君子對他心中窈窕淑女的愛慕、思戀和追求。

除了美好的愛情，這首詩還涉及一種植物——荇菜。

荇菜，是一種多年生水生草本植物，葉子形狀像縮小的睡蓮，小黃花豔麗多姿，很美。能食用，可以做湯羹。它還是一味藥，味甘性寒，有發汗透疹、清熱解毒、利水消腫的功效。

《詩經》是中國第一部詩歌總集，描寫了西周初期至春秋中葉很多生活、勞動情景及社會風貌，在對情景的描述、比興手法的應用中，涉及了不少像荇菜一樣的藥物。如〈采葛〉：

彼采葛兮，一日不見，如三月兮！

彼采蕭兮，一日不見，如三秋兮！

彼采艾兮，一日不見，如三歲兮！

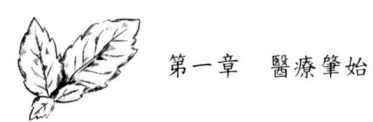

第一章　醫療肇始

一日不見，如三月、三秋、三歲那樣漫長！用誇張的手法描述了熱戀中的相思之情，引起歷代讀者的情感共鳴。詩中的「艾」，氣味芳香，是古代防治瘟疫的常用藥物。由此，民間有端午節門口插艾的習俗。

《詩經》中還記載了「中谷有蓷」，「蓷」是益母草；「采采芣苢」，「芣苢」是車前子等，這些都是藥用植物。《詩經》中載錄的植物藥有50多種。

在先秦文獻中，《周禮》、《山海經》等書中也有一些藥物數據。收錄藥物最多的是《山海經》。這是一部地理著作，記載中國古代各地名山、大川和物產。和《詩經》一樣，《山海經》並不是藥物學著作，但是卻收載了126種藥物，並且明確指出了產地和功效，稱得上最早記載藥物功用的書籍。

《山海經·西山經》：「又西六十里，曰石脆之山，其木多棕枬，其草多條，其狀如韭而白華黑實，食之已疥。」此段是說，石脆山上的草多是條草，形狀如韭菜，而開的花是白色，結的果實呈黑色，吃了這種果實可以治療疥瘡。

《山海經·西山經》中還有一段：浮山「有草焉，名曰薰草，麻葉而方莖，赤華而黑實，臭如蘼蕪，佩之可以已癘」。這段話是說，浮山上有一種名為薰草的植物，葉子形似大麻葉，長著方形莖，開紅花，果實黑色，氣味像蘼蕪（川芎的苗），佩戴它可以防治瘟疫。

在藥物的使用方法上，《山海經》記載了內服和外用的多種用法。內服中有「服」有「食」，「服食」今天看是一個詞，但在當時兩個字意思是不一樣的。「服」是指煎湯服，煎煮以後服用；「食」就是直接吃。

外用包括佩戴、沐浴、坐臥和塗抹。比如「薰草」，就是佩蘭，是常

用的芳香化溼藥。《山海經》中講，把它佩戴在身上，可以治療和預防疫病。在溼熱交蒸、易於發生疫病的時節佩戴，確實有比較好的預防作用。

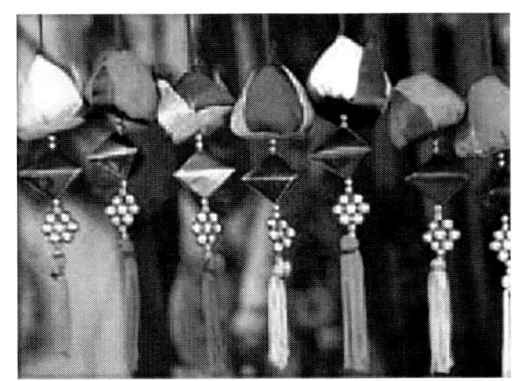
香囊

這種佩戴的方法後世一直沿用。大家都熟悉的香囊，不僅是裝飾品，也不僅是浪漫的信物，在早期更是重要的藥用物，香囊大多具有祛邪化溼、芳香醒神、驅蚊防蟲等功效。現在很多地方仍有端午節佩戴香囊的習俗，這種用法在《山海經》中就有明確記載了。

先秦典籍中對藥物的記載，為我們展開了早期認識、應用藥物的畫卷。藥物，在長期的生活和治療實踐中，逐漸為人們所熟知，藥物的性、氣、味、用等各個方面的理論也在經驗的累積中慢慢形成。

地下醫學寶藏

1972年至1974年，在長沙市東郊馬王堆鄉先後發掘了3座西漢古墓，距今2,000多年。1號漢墓歷經千年而不朽的辛追女屍曾引起全世界的關注。3號漢墓出土了醫學相關的簡帛15種，從內容看包括理論、醫方、養生、房中4類，有些是醫學史中的重大發現。

第一章　醫療肇始

比如，我們人體有 12 條經脈，這個理論來自《黃帝內經》，一直沿用至今。而馬王堆漢墓帛書《足臂十一脈灸經》和《陰陽十一脈灸經》卻記載了 11 條經脈的循行路線。這說明，在漢代曾經有過早於《內經》的十一脈理論體系。這也是現存最早的經脈學著作。

帛書《五十二病方》記載了治療 52 類疾病的醫方 291 個。很重要的一點是，不同於單味的「藥」，這裡出現了「方」。這些方顯然不像後世的方劑那樣成熟，但卻是按照一定規律的配伍組合。《五十二病方》體現了由藥到方的轉變，是目前所知現存最早的方書。

馬王堆 3 號漢墓還出土了一幅彩色的帛畫，寬 100 公分，高 50 公分。畫中人物分成 4 排，每排 11 人，一共 44 個人。這些人性別不同、年齡不同、服飾不同，都在凝神操練。這是古代的一種健身功法，叫「導引」，所以這幅帛畫被稱為〈導引圖〉。有的動作是模仿熊、鳥、猿等動物的姿態，華佗的五禽戲應該與其有一定的淵源。這是目前所知最早的醫療功法圖。

馬王堆漢墓醫籍的這麼多「最早」和「第一」，在考古史上是絕無僅有的。

1983 年底至 1984 年初發掘的湖北省江陵縣張家山漢墓，是一座西漢的墓葬，出土了《脈書》與《引書》。有趣的是，這兩部醫簡都和馬王堆漢墓出土的帛書在內容上有相關性。像《引書》，有 5 個導引術名稱與〈導引圖〉的完全相同。比如說「引聾」，《引書》記錄了一段文字，說：引聾，要端坐，如果聾在左耳，就伸出你的左臂，翹起拇指，伸展手臂，用力牽拉頸項與耳朵。聾在右耳則相反。這和〈導引圖〉的「引聾圖」完全對應，將二者相參照，我們就能夠清晰地知道「引聾」是怎麼做的。

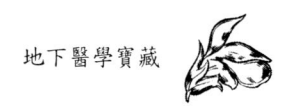

西漢海昏侯墓的墓主人是第一代海昏侯劉賀。他是西漢第九位皇帝，在位僅 27 天，是西漢歷史上在位時間最短的皇帝。

海昏侯墓出土了中藥地黃的炮製品，是迄今為止發現最早的中藥炮製品實物。本草考古研究團隊對其深入研究。他們按照古籍文獻記載製備了各種地黃製品，並利用質譜分析等技術分析和比較化學成分。結果顯示，出土地黃炮製品的加工方法為米蒸法。這說明，至晚在西元前 59 年，中國已經有了米蒸炮製的工藝了。

2012 年，一間考古研究所發掘成都天回鎮漢墓，經過整理研究，將竹簡判別為八種醫書，包括《脈書·上經》、《脈書·下經》、《犮理》、《刺數》等。從內容分析，這些醫書為扁鵲醫學著作，對於研究扁鵲醫派及中醫理論建構具有重大意義。

除此之外，中山靖王墓、武威漢墓等也出土有醫學文物。這些從一定程度上反映出漢代的醫學水準，可以說是名副其實的地下醫學寶藏。

第一章　醫療肇始

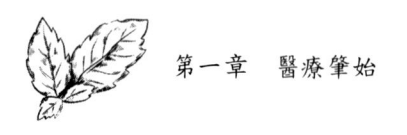

第二章
醫理建構

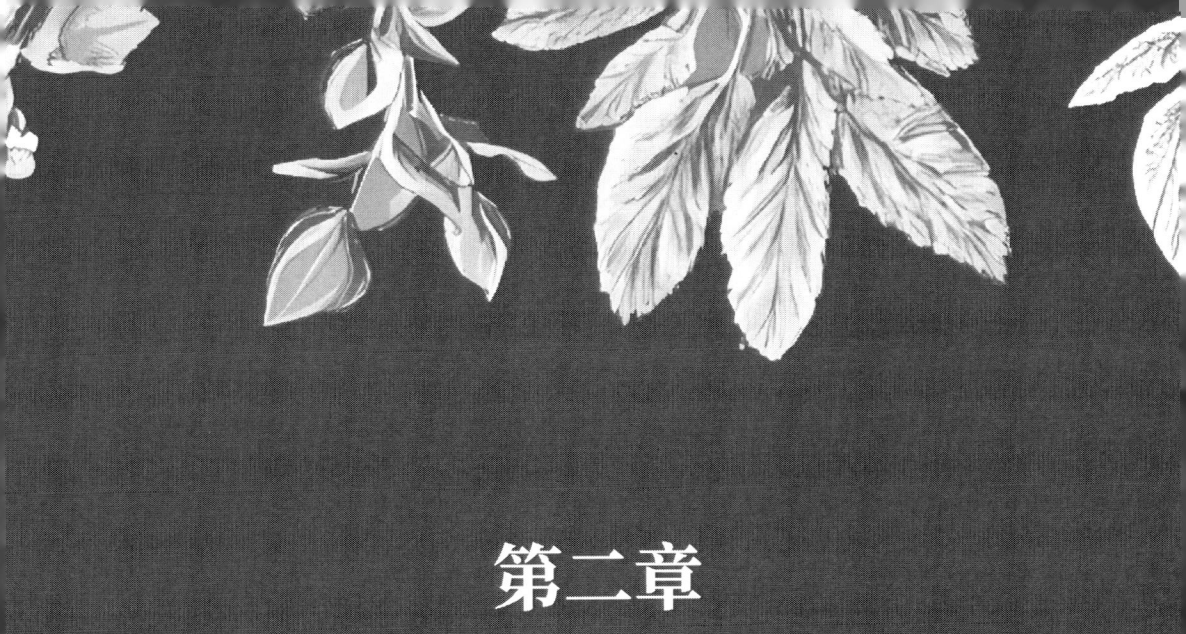

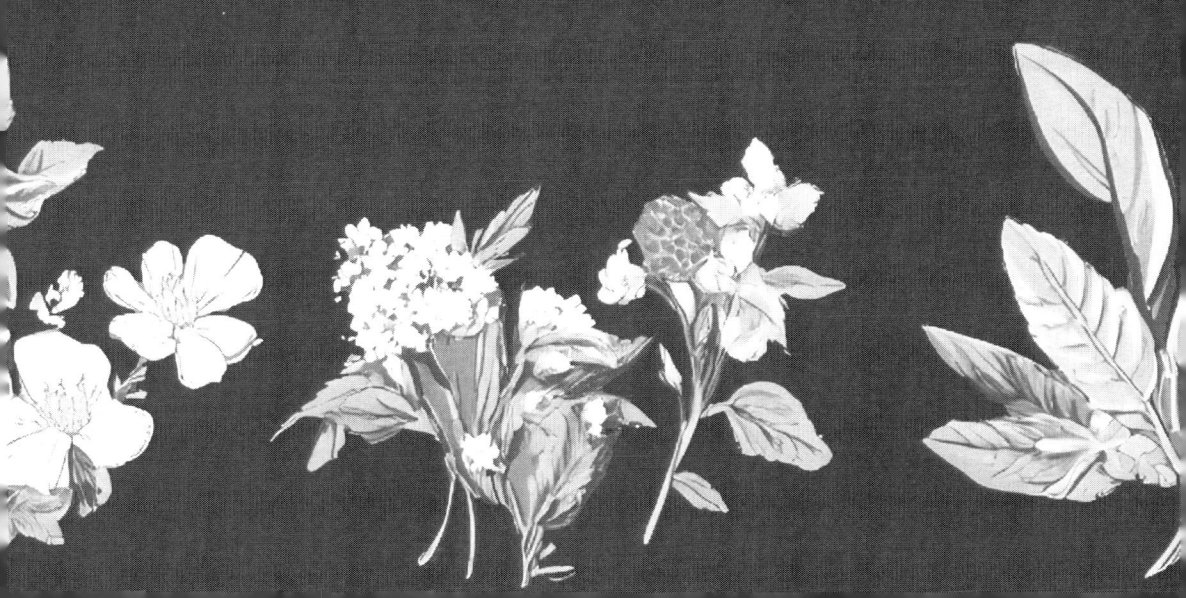

第二章　醫理建構

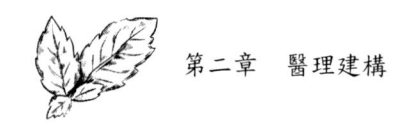

在醫療實踐和醫療知識大量累積的基礎上，醫學理論逐步形成。從現有文獻看，春秋戰國時期已出現人體結構、病因、診斷、治療等方面的相關論述。如《左傳》在記述秦國名醫醫和為晉平公診病時，提出了「陰、陽、風、雨、晦、明」六氣致病說。該書還提到「男女同姓，其生不蕃」，意思是近親結婚不利於優生和健康。還有，成語「病入膏肓」也出自該書。

先秦文獻中，已出現精神、氣血、經脈、四肢、五臟、九竅等概念，並認為四時氣候變化可導致疾病的發生。作為古代哲學思想的陰陽五行學說，開始作為說理方法逐漸引入醫學。這些都為中醫理論的建立奠定了必要的基礎。

經歷了戰國「諸子蜂起，百家爭鳴」後，思想理論進一步豐富。精氣學說、儒家致中和、道家法自然等哲學觀念和思想方法廣泛影響到各個領域，並成為說理工具。受此影響，中醫學開始超越感性階段，發展到理性階段，以陰陽五行學說為主體的理論基礎得以確立，根據「人與天地相參」的指導思想，中醫學術體系的框架得以建構。以扁鵲、張仲景為代表的偉大醫學家，勤求古訓，博採眾長，為後世留下了珍貴的歷史遺產。

隨著簡帛等書寫載體的廣泛應用，加之秦朝對文字的統一，醫學理論體系及實踐經驗的傳播應用快速發展，一批經典著作應運而生。據《漢書·藝文志》著錄，此時醫學相關著作，主要包括醫經、經方、房中、神仙四類。

傳世的《黃帝內經》是「醫經」類最富有代表性的著作，這是中國現存較早，也是最重要的一部醫學典籍。它的主要內容涉及身體、生命、疾病、診病、治則、治法、養生、運氣理論，回答了醫學的根本問題，建構了中醫學完整的理論體系。特別是它對生命特徵「天人合一」、「形

神合一」的認知，奠定了中醫學的理論基礎，決定了中醫學的發展方向。《黃帝內經》被後世譽為「至道之宗，奉生之始」。

《黃帝八十一難經》以問答的體例，討論了關於脈學、經絡、臟腑、疾病、腧穴的 81 個重要問題，既是對《黃帝內經》理論的重要補充和完善，又有自身的學術思想與理論建樹。特別是提出了「獨取寸口」的診脈法，對後世影響深遠。

《神農本草經》是中國現存較早的藥學專著，除了具體敘述了 365 種藥物的名稱、性味、功效、主治、產地以外，還提出了四氣五味、君臣佐使、七情和合等基本理論，是中藥學理論的第一次系統總結，象徵著中藥學理論體系的初步建構，同時奠定了方劑學理論的基礎。

《傷寒雜病論》是中國現存最早的臨床醫學鉅著，開六經辨證和臟腑辨證之先河，是中醫臨床辨證論治原則確立的象徵。這部書把理、法、方、藥有機地結合在一起，搭建了由理論到臨床的橋梁，成為後世臨證醫學的重要基礎。其所載錄的 269 首方子，因法度嚴謹、療效卓著，被譽為「經方」，為歷代醫家所推崇。張仲景則被後世尊為「醫聖」。

以上四部經典，至今仍是學習中醫的重要文獻。

由經驗累積到理論建構，這是中醫學史上最重要的突破。自此，中醫學不再僅僅是「經驗醫學」，而是具有完整理論體系的一門獨立醫學。

一 醫宗扁鵲

扁鵲是人們非常熟悉的醫學人物，歷史上有很多關於他的故事。

有一次，扁鵲路經虢國，得知虢太子死去。扁鵲向一位喜好醫術的

第二章　醫理建構

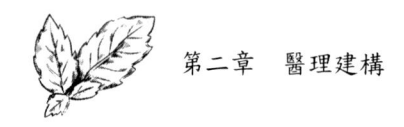

王室侍從詢問，侍從說：「太子的病是血氣執行逆亂，突然昏倒而死。」扁鵲問：「他是什麼時候死的？」侍從回答：「早晨雞叫的時候。」扁鵲聽後，說他能讓太子復活。這位侍從一點也不相信，還說：「先生該不是胡說吧？我聽說上古的時候，有個叫俞跗的醫生，治病非常神奇，您要是達不到他的水準，還說讓太子再生，簡直就是騙小孩子的話。」面對侍從的輕視和質疑，扁鵲耐心地解釋說：「人身體內部的變化能從體表反映出來，據此就可判斷病人的病情。」又說：「你如果認為我說的不可信，可以去仔細診視太子，應該會聽到他的耳朵有鳴響，能看到他鼻翼微微搧動，大腿根還是溫的。」這段話說的跟侍從先前觀察到的一模一樣，聽得他目瞪口呆，這才信服了扁鵲。接下來扁鵲帶領幾位弟子治好了虢太子的屍厥病，這就是「起死回生」這個典故的由來。

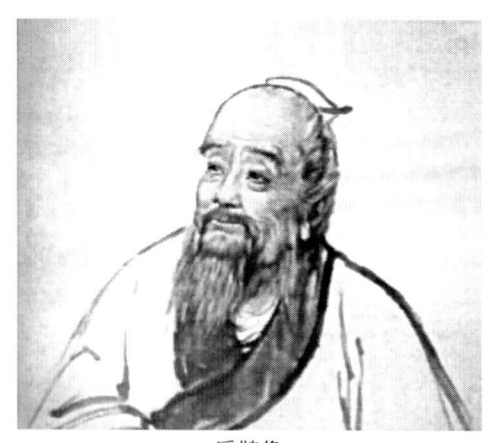

扁鵲像

還有，我們常說的「諱疾忌醫」，也是源自扁鵲的故事。一次，扁鵲見齊桓侯，僅僅透過「望」，就指出：「您已患病了，不治的話會加重的。」桓侯不高興地說：「我沒有病。」扁鵲走後，桓侯對身邊的人說：「醫生喜好功利，總是把沒病的人說成有病，作為自己治療的功績。」五

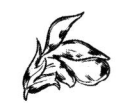

天後，扁鵲再去勸桓侯抓緊醫治，桓侯還是說：「我沒有病。」又過了五天，扁鵲再次勸諫桓侯，桓侯依然固執己見。再五天以後，扁鵲看見桓侯時，不再勸說。桓侯派人問他緣故。扁鵲說：「最開始疾病在皮膚腠理之間時，用熱熨的方法就能治好；後來發展到了血脈中，用針灸和砭石可以治好；直到發展到了腸胃，用藥酒還可以治療；但是現在疾病已經深入骨髓，無法醫治了。」五天後，桓侯病發，派人召請扁鵲，扁鵲已逃離齊國。不久，桓侯就病死了。

讀到這裡，我們忍不住感慨：扁鵲真是一位了不起的「神醫」！確實，我們從小到大接觸到的扁鵲，大都冠以「神醫」的稱號，像圖書有《神醫扁鵲的故事》、《神醫扁鵲之謎》等，扁鵲作為「神醫」的形象可謂深入人心。

但是，扁鵲僅僅是一個醫術高明的「神醫」嗎？當然不是！

《史記》共有 70 篇列傳，《扁鵲倉公列傳》為第 45 篇，說扁鵲姓秦，名越人，家在齊國的鄭地。

需要特別注意的是，司馬遷對於誰能入傳是有嚴格標準的。他認為：「扁鵲言醫，為方者宗，守數精明，後世循序，弗能易也。」「方」，指的就是醫學。在司馬遷看來，扁鵲是醫學之宗、醫家之祖。不只是司馬遷這樣認為，實際上在漢以前，只要是說到醫就一定會談及扁鵲，扁鵲是毫無疑問的醫學或者醫術的最高代表，經常與堯、舜、孔子等聖賢人物相提並論。可見，扁鵲在當時的歷史地位是相當高的。

為什麼扁鵲能夠成為中國醫學的宗師呢？這是因為他對醫學的突出貢獻，最重要的有兩點：

第一，扁鵲是中國最早的專業醫生。大家可能知道，醫療的職能早

第二章　醫理建構

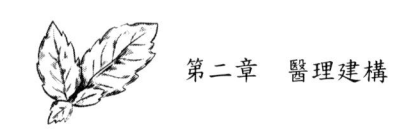

期是由巫承擔的。那麼醫與巫是什麼時候分開的呢？這個問題比較複雜，但能夠明確的是，扁鵲是醫而不是巫，扁鵲是最早以「醫」的身分出現的專業醫生。

《扁鵲倉公列傳》有這樣的記載：扁鵲到邯鄲時，聽說當地人尊重婦女，就做治婦女病的醫生；到洛陽時，聽說周人敬愛老人，就做專治耳聾眼花四肢痠痛的醫生；到了咸陽，聽說秦人喜愛孩子，就做治小孩疾病的醫生。扁鵲能夠隨著各地的習俗來改變自己的醫治範圍。不管是做哪一科的醫生，可以肯定的是，扁鵲都是以一個「醫生」的身分出現的，他名揚天下靠的是醫術。扁鵲還提出了「六不治」，最後一項就是「信巫不信醫，六不治也」。扁鵲與巫的界限是非常清楚的。扁鵲是民間醫與巫明確分道揚鑣的代表性人物，可以稱得上中國以醫立身、以醫名聞天下的第一人。

第二，扁鵲建立了中醫學的理論體系。中國的醫療實踐具有十分悠久的歷史。早在扁鵲之前，我們的先民就累積了豐富的醫學知識，開展了眾多的醫療活動，創造了眾多的治病方法，如砭石、針灸、祝由（以祝禱方法治療疾病）、湯液、醪醴、藥物、導引等。雖然治療方法豐富，但是並沒有建立一套統攝這些治病方法的醫學理論，因此醫學還不能夠完全獨立。

扁鵲突破了這一點，他會「攝息脈」，透過觀察和觸控，掌握病人脈息的變化，了解疾病的發生與變化的機理，然後進行治療，這也就是後世中醫所謂的「治病求本」。有了診脈，治病才開始辨別疾病的虛實、寒熱。《扁鵲倉公列傳》的最後有一句話：「至今天下言脈者，由扁鵲也。」後世多以此將扁鵲視為診脈的發明者。其實，「脈」對於中醫學的意義絕

不只是診法，而是整個中醫學術的「命脈」所在。扁鵲透過「脈」搭建了中醫由經驗累積到理論形成的橋梁，這就是中醫的理論化過程，決定了後世中醫學發展的根本走向。

從以上兩點來看，扁鵲作為中國的醫學之宗是當之無愧的！

一 《黃帝內經》

從古到今，《黃帝內經》一直是中醫醫生的必讀書。

《黃帝內經》(簡稱《內經》)的名稱，最早見於班固《漢書‧藝文志》，屬於醫經七家的一種，共有18卷。

《漢書‧藝文志》的內容源自西漢劉向、劉歆父子整理當時圖書後形成的《別錄》、《七略》(類似於圖書目錄及內容提要，均已亡佚)。也就是說，西漢時期已編成《黃帝內經》這部書了。可惜的是，這時的《黃帝內經》的內容和篇章次序，今天已不得而知。

到了西晉，皇甫謐在編寫《針灸甲乙經》時，見到有《針經》九卷、《素問》九卷，他說這兩部書合起來正好十八卷，應該是《漢書‧藝文志》所記載的《內經》。《針經》，後來又稱為《靈樞》(或《靈樞經》)。自此，醫學界就把《素問》和《靈樞》這兩部書合稱《內經》。我們今天所看到的《內經》，實際上就是由這兩部書構成的。

《黃帝內經》是黃帝寫的嗎？當然不是，因為黃帝時代還沒有形成系統的文字，所以不可能是黃帝寫的書。

那為什麼這部書還要冠以「黃帝」之名呢？這是因為，黃帝為中華民族的人文始祖，而中華民族醫學知識的累積大約肇始於黃帝時代，所以

第二章　醫理建構

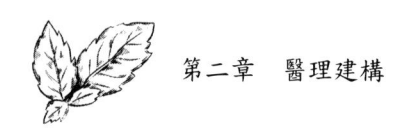

後世把中醫的發明創造主要歸功於黃帝。

此外，這部書主要以黃帝與岐伯、伯高、少師、雷公等臣子問答的方式寫成，所以這部書就以「黃帝」命名。而在黃帝與眾臣的問答中，又以岐伯回答的問題最多，所以中醫又常被稱作「岐黃」。

《黃帝內經・素問》

「內經」是與「外經」相對而言的，《漢書・藝文志》不僅記載有《黃帝內經》18 卷，還有《外經》37 卷。至於內、外經是如何劃分的，專家有不同說法，這裡就不細說了。

關於《內經》的作者和創作時代，現代學者普遍認為，其並非出自一人一時，而是經過漫長的累積而形成的，其中匯聚、凝結了不同時代眾多醫者的智慧和經驗，可以說是對不同學派、不同理論的綜合整理，包括扁鵲的醫學理論也被融合其中，這從近年天回出土的醫簡上可以得到一些印證。

《內經》為什麼有這麼重要的價值？主要是因為《內經》確立了中醫關於生命與疾病的理念及治病方法，建構了中醫學完整的理論體系。

現所見《素問》和《靈樞》各自由 81 篇構成。這 162 篇回答了醫學的基本問題，形成了獨具特色的中醫生命理論、身體理論、生化理論、疾病理論、診病理論、治則理論、治法理論、養生理論、運氣理論等。

1. 生命理論。醫學的根本任務是維護生命健康，而對生命的認知是醫學要回答的首要問題，也是根本問題。儘管從古至今人們一直在探討生命的問題，但是關於生命依然有很多未解之謎。《內經》對生命的理解，分為群體生命和個體生命兩個層面，強調生命特徵在於「形神合一」，注重人體與天地自然的交通，即「天人合一」。

2. 身體理論。身體是生命的載體，《內經》對於肉眼可見的器官，都有明確的稱謂及描述。也就是說，《內經》已經透過解剖來認識人體，「解剖」一詞最早見於《靈樞・經水》，在此基礎上產生了對生命的深刻認知，建立了一套以五臟六腑為中心，透過經脈連繫、溝通內外，涵蓋了五體、五官、五液等內容的身體理論。

3. 生化理論。生化，這裡指的是生命活動的變化。《內經》對於飲食、睡眠、呼吸、運動、說話等基本的生命活動，均有系統論述。比如，對於飲食消化，就明確地描述了水飲、食物在體內的代謝過程。指出飲食首先經口入胃，之後在脾的作用下，精微物質布達全身，糟粕下行，最後成為糞便排出。

4. 疾病理論。《內經》認為疾病的產生是有原因的，主要分為外因和內因。外因包括風、寒、暑、溼、燥、火六種致病因素，以及導致疫病流行的疫邪。內因指的是怒、喜、思、悲、恐、驚、憂等情志因素。《內經》對很多具體疾病，如痹、痿、咳、瘧、厥、癲狂、熱病、失眠等，都有非常具體的描述和討論。

第二章　醫理建構

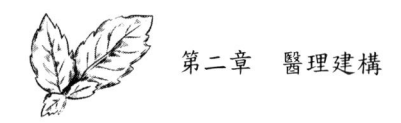

5. 診病理論。《內經》在望、聞、問、切四診方面均有大量、豐富的闡發，其中望診和脈診尤為突出。比如脈診，對於診脈時間、診脈部位、脈與四時、脈與胃氣、脈象主病等方面均有詳細闡釋。

6. 治則理論。《內經》除了對具體疾病的治療以外，更重要的是，它還提出了一些具有普遍指導意義的治療原則。如治病求本、祛邪扶正，以及寒者熱之、熱者寒之、虛者補之、實者瀉之、溫者清之、清者溫之、燥者潤之、急者緩之、堅者軟之等。

7. 治法理論。在治則理論的指導下，進一步探討具體的治療方法，包括針灸、祝由、湯液、醪醴等。其中最重要的是針灸，它以經脈、腧穴理論為基礎，從針灸的機理、補瀉的原則，到操作手法、針灸禁忌等方面，建構了系統、完整的針灸治病理論。

8. 養生理論。不生病的學問就是「養生」，也叫「攝生」，我們今天所說的「治未病」就屬於這個範疇。《內經》中的養生內容極為豐富，比如《素問・上古天真論》中就提出了「法於陰陽，和於術數，食飲有節，起居有常，不妄作勞」的養生法則。

9. 運氣理論。五運六氣是以陰陽五行學說為基礎，運用天干、地支等符號作為演繹工具，來推論氣候的變化規律，進一步分析其對人體健康和疾病的影響。《內經》中著名的「七篇大論」，系統論述了運氣的相關內容，奠定了運氣學說的基礎。

千百年來，《內經》建構的中醫理論框架沒有明顯變化，但在應用時又是與時俱進的，一直指導中醫臨床實踐，並不斷豐富和完善。因此，《內經》被譽為「至道之宗，奉生之始」，是中醫學極為重要的典籍。

《黃帝八十一難經》

大家都知道蘇軾多才多藝，有文學家、書畫家、美食家、水利專家等數不清的頭銜，那你可知道他還懂醫知藥？其實，他不僅懂，而且發表過許多關於醫藥的精闢論述。

他曾經評價過一部醫書，說該書「句句皆理，字字皆法」，學醫的人如果能讀懂此書，靈活運用，一定能取得很好療效。那些輕視這部書，認為不值得一學的說法，是非常錯誤的。

蘇軾所說的這部書，就是中醫四大經典之一的《黃帝八十一難經》。

《黃帝八十一難經》簡稱《難經》，雖冠以「黃帝」之名，但是並非黃帝所作。一般認為，《難經》是秦越人（扁鵲）所作，但是真正的作者尚待考證。

《難經》的「難」是問難之意。至於採取問難的形式，應該和早期的醫學傳承方式有關，問答適合口耳相傳，便於記誦。

《難經》是繼《內經》之後又一部重要的中醫典籍，成書時間大約在西漢末至東漢末。

《難經》以問答形式討論了 81 個問題，所以又稱為《八十一難經》。

比如第二難：「脈有尺寸，何謂也？」先提出問題，診脈的尺、寸是怎麼

回事？接下來回答說：「從關至尺是尺內，陰之所治也；從關至魚際是寸口內，陽之所治也。故分寸為尺，分尺為寸。」

第二章　醫理建構

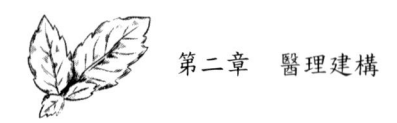

《黃帝八十一難經纂圖句解》

這段話說的是，切脈診察的是腕後高骨（橈骨莖突）內側一段橈動脈的搏動。以腕後高骨為象徵點，內側的部位為關，關前（靠近腕側）為寸，關後（靠近肘側）為尺。兩手各有寸、關、尺三部，共六部脈。在魚際穴至尺部的範圍內，從關部到尺部叫「尺內」，屬於陰；從寸部到魚際叫「寸口內」，屬於陽。

全書都是用這種問答的體例寫成的。其中 1 至 22 難論脈診，23 至 29 難論經絡，30 至 47 難論臟腑，48 至 61 難論病症，62 至 68 難論腧穴，69 至 81 難論針法。

從書的內容來看，以闡述《內經》要旨為主，是對《內經》理論的重要補充和完善，但是又有自身的學術思想與理論建樹。

就拿診脈來說，《內經》採用的診脈方法為「三部九候」的「遍診法」。即診脈時，取頭、手、足三部脈動處，稱為部；每部又各分為天、

地、人三脈（候），合而為九，故稱「三部九候」。這種診脈法細緻而全面，有它獨到的優點，但是較為繁瑣。而《難經》就變為「獨取寸口」法，也就是只診手腕部的脈。這種方法為後世醫家所普遍認可，直到今天仍在使用。

《難經》還在《內經》的基礎上首次提出「奇經八脈」的概念。奇經八脈是十二經脈以外的重要經脈，包括任脈、督脈、衝脈、帶脈、陰維脈、陽維脈、陰蹻脈、陽蹻脈，是經絡系統的重要組成部分，對後世產生了極大影響。

自東漢以後，《難經》一直作為中醫經典著作之一流傳於世，為古代習醫者的必讀之書，宋代還被選為官方醫學教育的教材。《難經》在唐宋時已傳入日本、高麗等鄰國，影響深遠。

《神農本草經》

大家耳熟能詳的「神農嘗百草」的傳說，已經流傳了很久。從某種意義上說，這個傳說提示我們：中國藥物知識的累積有著極其久遠的歷史，大約可上溯到神農時代。

本草，可以說是中國藥物知識的代名詞。中國歷代的藥學著作，多以「本草」命名。隨著時代的發展，人們的藥物知識不斷豐富，並以文字形式加以記錄，這就為本草著作的編撰提供了可能。

大約在春秋戰國時期，中國的藥物學知識已非常豐富。到了漢代，已經有若干種本草著作流傳，其中極為重要且流傳至今的是《神農本草經》（簡稱《本草經》或《本經》）。

第二章　醫理建構

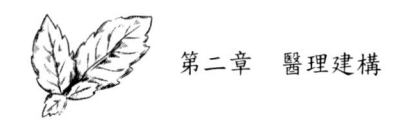

《神農本草經》顯然不是神農所寫，那為什麼還要冠以「神農」之名？這和《黃帝內經》冠以「黃帝」之名道理是一樣的，是古人對中華文明起源的一種崇敬。

《神農本草經》並非一人一時之作，而是對成書前藥物知識的結集，可以說是長期以來眾多人智慧和經驗的結晶。從篇章結構上講，《神農本草經》由兩大部分組成，一是序錄，二是各論。

在序錄中，該書首先就提出了「三品分類」。將藥物按照功效的不同，分為上、中、下三品，分別對應天、地、人。

上品藥大多無毒，是以補養為主的藥物，其中有一些被認為有益壽延年的功用。

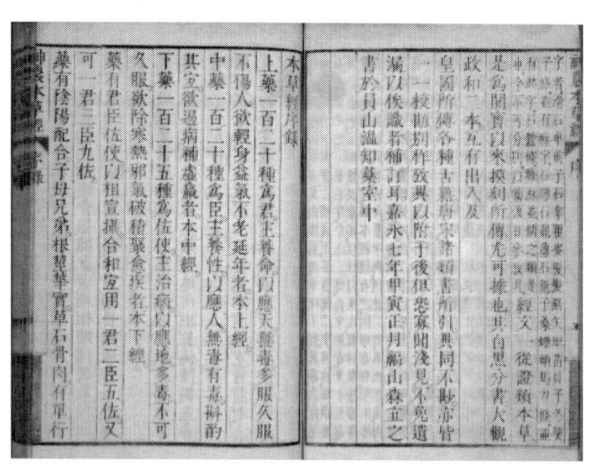

《神農本草經》

中品藥有的有毒，有的無毒，大多是補養與祛邪治病兼顧的藥物。

下品藥大多有毒甚至大毒，為除寒熱、破積聚，以攻邪治病為主的藥物，作用比較峻烈，不宜長期服用。

這是現在人們所知最早的藥物分類方法。

除了藥物分類外，序錄還提出了藥有四氣五味，以及君臣佐使、七情和合等藥物學的基本理論。

所謂四氣五味，是指每味藥都有氣和味兩個主要特徵。氣，也稱性，有寒、熱、溫、涼四種。味，有酸、苦、甘、辛、鹹五種。

像人一樣，每味藥都有自己的個性，配合在一起，有的能夠增強療效，有的則相反。《神農本草經》把藥物之間的關係分為單行、相須、相使、相畏、相惡、相反、相殺七種類型，稱作「七情」。七情和合的意義在於指導臨床最大限度地提高藥效，並避免藥物毒副作用的發生。

中醫大夫將不同藥物合在一起治病，並不是簡單地湊數，而是根據藥物的特性和配伍關係組合成方。在組方上，《神農本草經》提出了君臣佐使的配伍原則。把一個方子中最重要的，發揮關鍵、主導作用的藥稱為「君藥」，再配以臣、佐、使藥，就能最大限度地發揮藥物的作用。

序錄中還強調，醫生既要掌握藥物的四氣五味及有毒無毒等情況，還要了解藥物的採收季節、貯藏方法、生熟程度、生長地域、真偽新陳、品質優劣等。

在服藥方面，序錄提出了一些基本原則。比如，用偏性較強的「毒藥」治病時，要先從小量用起，如果沒達到效果，再逐漸加量，病症一旦消減就要立即停藥。病位在胸膈以上的，要在飯後服藥；病位在心腹以下的，要在飯前服藥等等。

這些都是後世中藥學、方劑學的基本理論，一直應用至今。

各論具體敘述了365種藥物，其中上品藥120種，中品藥120種，

第二章　醫理建構

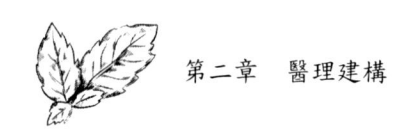

下品藥 125 種。365 這個數目，剛好與一年 365 日相應，是「天人相應」思想的一種體現。

《神農本草經》全面總結了東漢以前的藥物學成就，集漢以前本草學之大成，基本上建構起中藥學的理論框架，象徵著中藥學理論體系初步建構形成。

後來的本草著作，就像珍珠一樣越裹越大，而《神農本草經》就是最核心的部分，足見其在中醫本草發展史上的特殊地位。

《傷寒雜病論》

皇甫謐在《針灸甲乙經》中記載了王粲與張仲景的一個故事。

王粲，字仲宣，山陽郡高平人，漢末文學家，能詩善文，為「建安七子」之一，或譽為「七子之冠冕」，與才高八斗的曹植並稱「曹王」。

王粲在 20 歲時，遇到了名醫張仲景。一見面，張仲景就對他說：「你的身體有問題，到 40 歲的時候會眉毛脫落，再過半年後會死亡。若現在開始服用五石湯，就可以避免。」接著，張仲景替他開了方子。

毫無病痛感覺的王粲壓根兒不相信張仲景的話，所以沒有服藥。

過了三天，張仲景又見到王粲。問他：「你服藥了嗎？」

王粲敷衍道：「已經服了。」

張仲景說：「從你的氣色來看，一定沒有服藥，你怎麼能這麼輕視自己的生命呢？」

即便如此，王粲仍然沒有重視這件事，一直沒有服藥。

《傷寒雜病論》

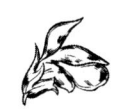

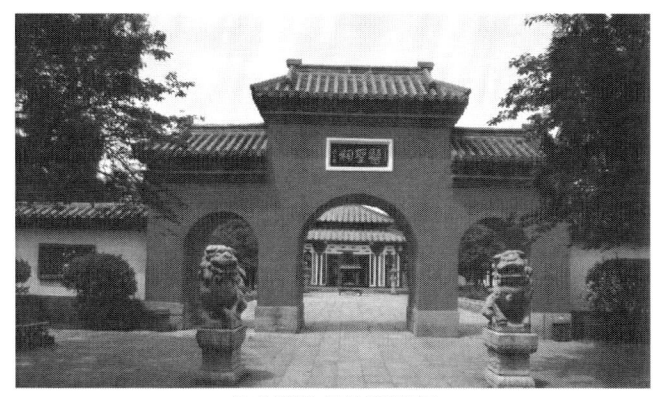

紀念張仲景的醫聖祠

20年後，王粲果然眉毛脫落，之後又過187天死去。這和張仲景預測的完全符合。

這位厲害的張仲景是誰？他怎麼有這麼高超的醫術？

張仲景，名機，南陽郡涅陽人。自幼聰慧好學，尤其喜好醫術，曾經拜同郡張伯祖為師，經過刻苦鑽研，對醫學的領悟和醫術都遠超其師。相傳，他曾做過長沙太守，所以後世有很多人尊稱其為「張長沙」。

張仲景生活的年代正值東漢末年，政治腐敗，社會動盪，戰爭頻仍，災疫連年。與張仲景同時代的曹植有一篇〈說疫氣〉，曾這樣描述當時的疫情：癘氣流行，「家家有殭屍之痛，室室有號泣之哀」。有的一家人死去，有的整個家族滅亡。可見，那次瘟疫是非常可怕的。

張仲景的家族也遭遇了同樣的疫情。他的家族本來有200多人，十年的光景，很多人感染了疫癘之病，死亡的親人占了2／3，其中患傷寒病而死的又占了死亡人數的7／10。

然而，當時的社會並不重視醫學，很多人迷信巫醫。當時的醫生，大多數墨守成規，死守家傳醫技，並不精心研究醫理，所以醫術平庸。

第二章　醫理建構

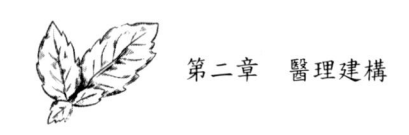

不僅如此，診病的時候，大多草率、簡單，未經精思熟慮就開出方藥。結果自然是導致許多患者枉送了性命。

面對這種情況，張仲景不滿當時的士人、醫者無所作為，他「感往昔之淪喪，傷橫夭之莫救」，發憤鑽研醫學理論，攻讀《素問》、《九卷》、《難經》、《陰陽大論》、《胎臚藥錄》等古典醫籍，「勤求古訓，博採眾方」，著成了《傷寒雜病論》16卷，重點論述傷寒病的治療。

由於戰亂，《傷寒雜病論》成書後並未得到很好的流傳，後經西晉王叔和整理編次才流傳於世。目前所見《傷寒雜病論》包括《傷寒論》和《金匱要略》兩部分內容。

《傷寒論》以論治傷寒病為主。它根據傷寒病的傳變規律，將其分為太陽病、陽明病、少陽病、太陰病、少陰病和厥陰病，這就是著名的「六經辨證」。對於傷寒病，要先辨明病症在哪一經，再根據具體的脈、症確立治療原則。《金匱要略》以論治雜病為主，包括內科的瘧疾、中風、肺痿、心痛、痰飲、消渴、黃疸、吐血、反胃、腹瀉，婦科的髒躁、經閉、妊娠、產後、婦科雜病，外科的癰疽、腸癰等。對於雜病，要先辨明病症在哪一臟、哪一腑，這被稱為「臟腑辨證」。《傷寒雜病論》通篇都未出現「辨證」二字，但是把中醫的「辨證論治」思想體現得淋漓盡致，被後世醫家所尊崇。

《傷寒論》載方113首，《金匱要略》載方262首，除去重複，共有方劑269首。這些方子法度嚴謹、藥味精簡、層次分明、療效卓著，受到後人重視，被譽為「方書之祖」、「群方之祖」。張仲景的方子也被譽為「經方」。我們今天臨床常用的桂枝湯、麻黃湯、大小青龍、白虎湯、瀉心湯、承氣湯等，都出自張仲景之手。

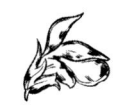

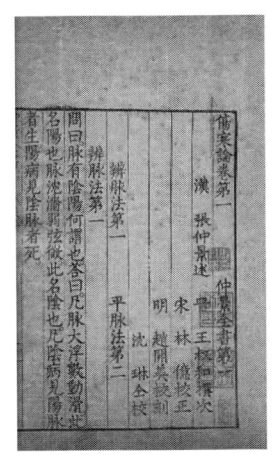

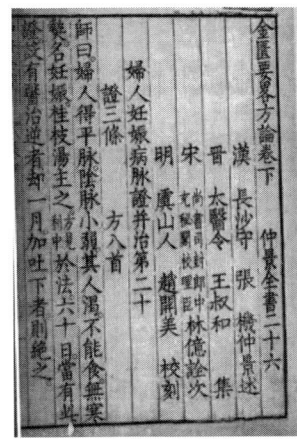

明萬曆二十七年(1599)海虞趙開美刻本《傷寒論》(左)和《金匱要略》(右)

　　《傷寒雜病論》是中華民族醫學發展史上影響最大的著作之一。它成書以後，一直指導著後世醫家的臨床實踐，被歷代醫家奉為圭臬。後來，張仲景也被尊稱為「醫聖」。

　　歷代許多有成就的醫學家，如唐代的孫思邈，宋代的錢乙、龐安時、許叔微，金代的成無己、劉完素，乃至明清時代的許多醫學家，無不重視對《傷寒雜病論》的研究。自唐宋以來，《傷寒雜病論》的影響遠及海外，日本、北韓及東南亞等地的國家，都有學者研究仲景學說。直至今天，要學好中醫，《傷寒雜病論》仍是必讀之書。

第二章　醫理建構

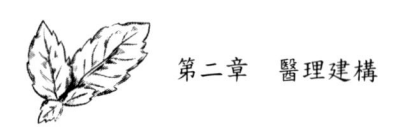

第三章
醫脈傳承

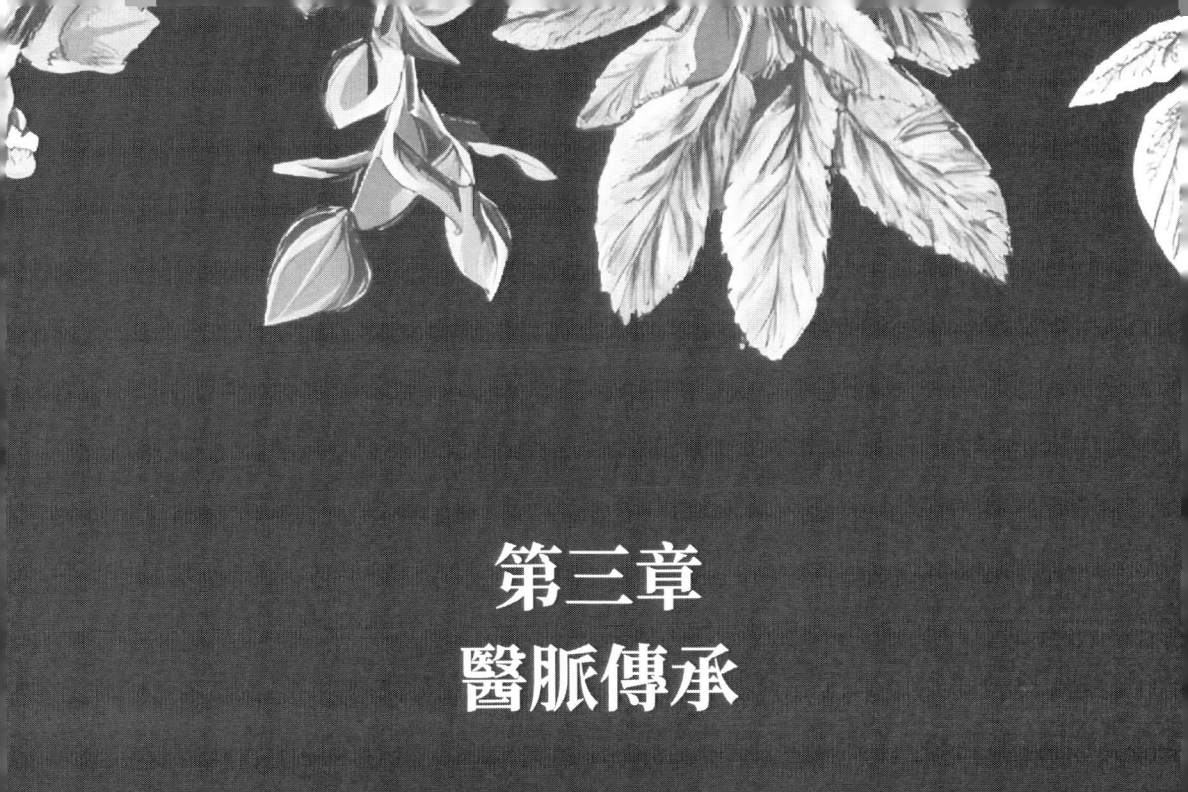

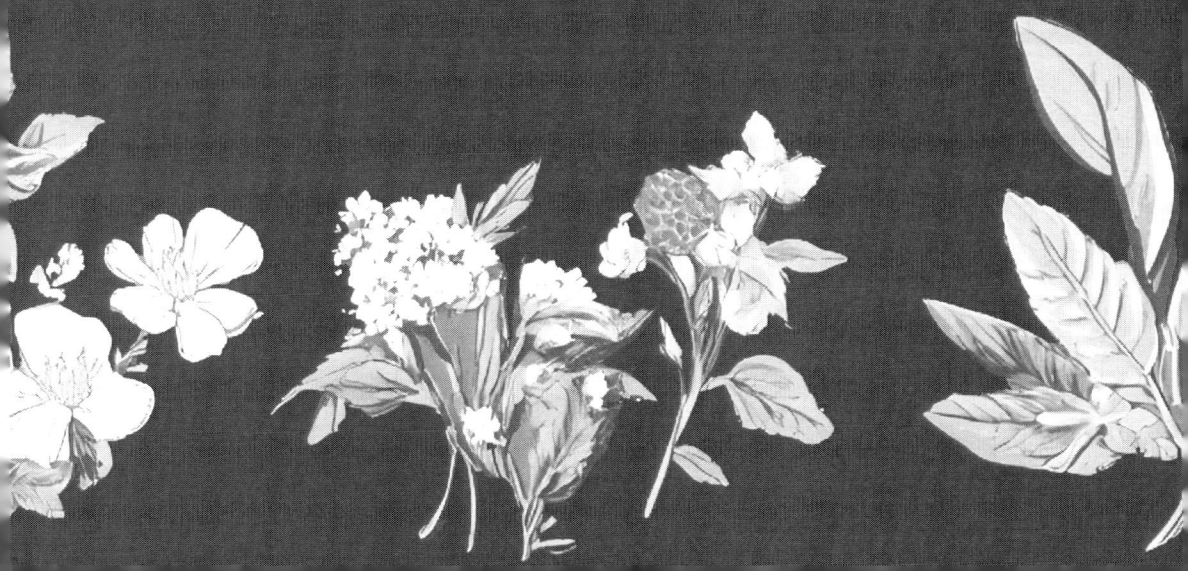

第三章　醫脈傳承

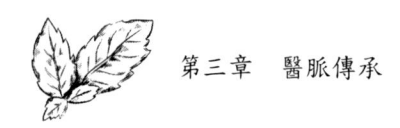

中醫學理論體系的建立經歷了相當漫長的時間，建立的過程同時也是傳承發展的過程。自漢至唐，中醫學主要處於傳承、完善並走向成熟的發展階段。

漢代以後至五代十國，經歷了三國、西晉、東晉、南北朝、隋、唐幾個重要時期。除了西晉、隋、唐時期的統一，大都處於戰事連綿、分裂動亂之中。因為戰亂，經濟、人口都有重大損失，但是同時帶來的人員流動，包括各族文化的交流，引發了思想文化的融合，絲綢之路使外來文化不斷傳入。這些，都使這個動亂時期充滿著思想上的碰撞與交融，在一定程度上促進了醫學的進步與發展。

漢末儒學式微，玄學大興，道教走向成熟，佛教得到迅速發展。南北朝後期，儒、釋、道三家並立主導文化的格局初步形成。儒家的「中和」、「天人合一」、「陰陽」、「五行」、「氣本論」，佛家的「四大說」、「緣起論」、「戒定慧」、「慈悲」，道家的「無欲」、「無為」、「道法自然」對中醫學的理論發展和醫德思想的形成都產生了重要影響。特別是道家，像葛洪、藺道人、陶弘景、王冰等，既是著名的醫家，同時也是道家的代表人物。

這個時期，在秦漢醫學理論體系建構的基礎上，中醫學理論不斷完善，臨床實踐全面發展，成為醫學傳承發展的重要階段。在脈學、病因學、本草、方劑、醫經注釋、醫案、臨床各科等方面都有長足進步，湧現出一批具有承前啟後意義的醫家、醫籍。不少醫籍是醫史上現在所知的「首創」，並且成為後世遵奉的規範和準則。

脈學方面，魏晉王叔和歸納、梳理之前繁雜的脈學知識，完成了脈學的第一次全面總結。他編有《脈經》一書，總結歸納了 24 種脈象，是

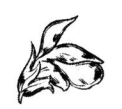

現存最早的脈學專著，也是醫史上影響最大的脈診著作。

病因症候學方面，隋代巢元方等編撰了《諸病源候論》，詳細論述了臨床各科 1,700 多種病候的病因、症狀，是後世討論研究病源的綱領性著作。

本草方面，南朝陶弘景在整理《神農本草經》的基礎上，編撰了《本草經集注》，首次按玉石、草木、蟲獸、果、菜、米食等自然屬性將藥物分類，並創造性地提出了「諸病通用藥」，成為本草學發展史上的一座里程碑。

方劑方面，東漢以降，以方治病成為主流，集方成為一時之尚。無論官私，競相為之，不斷有方書問世。西元 7 世紀，隋政府曾組織編寫《四海類聚方》，達 2,600 卷，惜已失傳。存世且對後世有重要影響者，有葛洪的《肘後備急方》、孫思邈的《千金要方》與《千金翼方》、王燾的《外臺祕要》。這些著作，集唐以前醫方之大成，也體現出漢唐時期重視集方的特點。

醫經注釋方面，南朝齊梁間的全元起首開《素問》注解的先例，繼之者有隋末唐初楊上善編的《黃帝內經太素》和唐代王冰注釋的《黃帝內經素問》，其中王冰之作對後世影響較大。此後，注經、解經成為中醫經典傳承和理論探討的重要方式，被歷代醫家所重視並不斷延續。

醫案方面，西漢的淳于意創立「診籍」，記錄了 25 位患者的診療經過，是中華民族現存最早的醫案，開後世醫案書寫之先河。淳于意是繼扁鵲之後一位非常重要的醫家，對於早期醫脈的賡續具有突出貢獻。

臨證各科方面，現存最早的針灸科、外科、傷科、婦產科、兒科專著，都在這個時期問世。《針灸甲乙經》系統總結了晉以前的針灸理論，

第三章　醫脈傳承

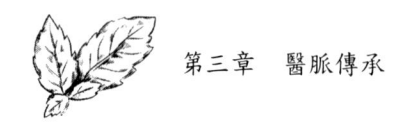

成為中華民族針灸的經典和規範；《劉涓子鬼遺方》和《仙授理傷續斷祕方》將外治法與內治法相結合，注重整體觀下的辨證論治，分別奠定了外科與骨傷科的基礎；《經效產寶》對孕產期病症提出的調理氣血、補益脾腎等理念，對後世婦產科的發展有重要影響；《顱顖經》中關於小兒脈診、「純陽」說、變蒸等論述，被歷代醫家引用和發揮。

可見，漢唐時期中醫理論和臨床方面的全面發展，既是對前代經驗的總結，同時又成為後世的規範和準繩，體現了醫學的傳承與創新。

倉公創診籍

西漢文帝時期，對犯罪的人還實行肉刑。肉刑主要有黥（刺面並著墨）、劓（割鼻）、刖（斬足）等，是直接摧殘人體的一類酷刑。後來因為發生了一件事，這類酷刑就被廢除了。這件事就是「緹縈救父」。

緹縈是淳于意的女兒，淳于意被人誣告，要從臨菑押解到京城長安接受審問，若其罪屬實，就要受肉刑之苦。臨行前，他的五個女兒跟在後面哭。淳于意沒有兒子，見到女兒哭哭啼啼，很不高興，並說女孩不如男孩，在關鍵時候不頂用。這時，他最小的女兒緹縈，聽了父親的話，十分傷心，執意要跟隨父親到長安。

來到長安後，緹縈上書漢文帝，說明父親為官清廉，行醫診病也以仁義為懷。如果施以肉刑，連改過自新的機會都沒有。為了還父親以清白，她表示願意做官府的奴婢，替父贖罪。

漢文帝看過後，被緹縈的孝心所感動，而且經過審問，淳于意也沒有什麼罪過，於是赦免了淳于意，並且在這一年的五月下令廢除肉刑。

這就是著名的「緹縈救父」的故事。班固曾在《詠史・緹縈》中稱讚：「百男何憒憒，不如一緹縈。」這件事發生在漢文帝四年（前176）。

淳于意是誰呢？他犯了什麼事會驚動皇帝呢？讓我們從頭說起。

淳于意，複姓淳于，名意，臨菑人。約生於漢高祖二年（前205），他因做過齊國管理糧食的官員——太倉長，人稱「太倉公」或「倉公」。

除了管理糧食外，淳于意還喜好醫藥方術，先是拜公孫光為師學習醫術，高後八年（前180）再拜公乘陽慶為師，得陽慶家傳黃帝、扁鵲脈書等。學習三年後，有很多達官顯貴請他診治疾病，如趙王、膠西王、濟南王等都曾延請他，可謂聲名遠播。

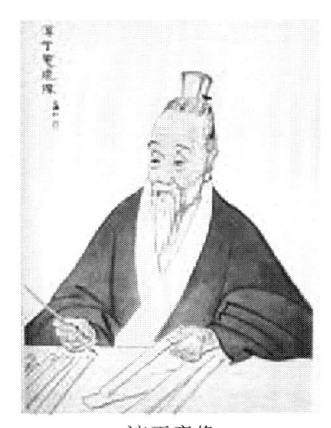

淳于意像

有些王侯想請淳于意做專職侍醫，淳于意不肯。大概因此得罪了權貴，他們便羅織罪名，誣陷淳于意。後來就有了「緹縈救父」的故事。

漢文帝在赦免淳于意之前，詳細審問了他一番，主要問他學醫經歷及治病的效果，淳于意都一一回答。

在回答治病療效時，淳于意一口氣講了他治療的25個病例。這些都

第三章　醫脈傳承

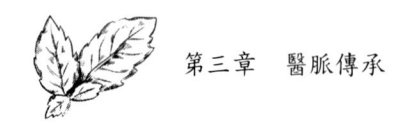

被史官如實地記錄下來，並由司馬遷寫入《史記・扁鵲倉公列傳》裡，成了我們今天能見到的最早的中醫醫案。

淳于意對漢文帝說：「今臣意所診者，皆有診籍。」就是說，他對所診治的病人，均有紀錄。這些紀錄稱為「診籍」。

之所以要立診籍，是因為淳于意師從公乘陽慶學成不久，老師就去世了，所以每診一病就記明診治的情形、預後的判斷，以觀察療效，驗證所得所失，總結經驗教訓，提高自己的診療水準。這是淳于意設立「診籍」，對所診治的每位病人做記錄的初衷。

據《史記》記載，流傳下來的 25 則診籍，是淳于意為 25 位患者治病的過程，詳細描述了患者的姓名、性別、職業、診斷、症候、病因、病機分析、治療、預後、轉歸等方面。醫案涉及的患者既有王侯將相、達官貴人，也有百姓、奴僕、侍者，接診範圍較為廣泛。

下面我們舉兩個例子。

齊王黃姬的哥哥黃長卿在家設酒席請客，邀請了淳于意。客人入座，還沒上菜。淳于意見王后的弟弟宋建面色異常，就說：「你有病，在四五天前，你腰脅疼得不能俯仰，小便也不通暢。如不趕快醫治，病邪就會浸潤腎臟。趁著還沒侵犯五臟，應抓緊治療。現在你的病情只是病邪剛剛侵入腎臟，這就是人們說的『腎痺』。」宋建說：「你說得太對了，我過去有腰疼的老毛病。四五天前，天要下雨，黃家的女婿們都在拾掇東西，我也不好意思閒著。看到糧倉下方有石頭，我也跟著搬，結果石頭沒搬動，還把腰累著了。到了傍晚，腰就開始疼痛，小便也不順暢，直到現在也沒有好。」淳于意說他的病是因搬舉重物引起的。之所以能診出他的病，是因看到他的面色，兩頰顯示腎的部位約有四分是色澤枯

乾的，所以才知道四五天前病發作。接著，淳于意為他調製柔湯服用，18天病就痊癒了。

這個病案中，淳于意僅憑望診就做出了準確診斷，可見其診病水準之高。下面再看另一個脈診的例子：

齊國一位名叫信的中御府長（掌管王后錢財衣物等出納及庫藏的官員）病了，淳于意診脈後，判斷為熱病，並具體推斷說：「得這種病，是因為曾在天氣嚴寒時泡在流水中，然後就發熱了。」病人聽了，馬上說：「對，就是這樣！去年冬天，我為齊王出使楚國，走到莒縣陽周水邊，那裡的橋壞了，我攬住車轅不想過河，但是馬突然受驚，一下子墜到河裡，我的身子也浸到水裡，差點被淹死。隨從的人趕緊跑來救我，我從水中出來，衣服全溼了，過了一會兒身體發冷，然後全身發熱如火，到現在都不能受寒。」明確病情後，淳于意立即為他處「火齊湯」驅除熱邪，服一劑後不再出汗；服兩劑，熱退身涼；服到三劑藥，症狀完全消失。後來，淳于意又讓他服藥大約20天，身體就完全恢復正常了。淳于意分析說，之所以能夠明確地判斷病情，是因為診脈時發現熱入於內。

能夠透過脈診精確地再現得病的過程，足見他脈診的精湛。

淳于意是西漢時期的著名醫家。司馬遷撰寫《史記》時，為兩位醫家立了傳，一位是扁鵲，另一位就是淳于意。司馬遷認為，能夠接近扁鵲醫學水準的，就是淳于意，所以就撰寫了《扁鵲倉公列傳》。

華佗遺青囊

《三國演義》裡華佗為關羽刮骨療毒的故事，可謂盡人皆知，華佗的高超醫術、關羽的英雄氣概留給我們深刻的印象。由此，很多人認為華

第三章　醫脈傳承

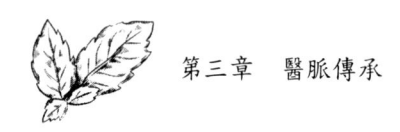

佗是一位精於手術的外科醫生。

實際上，華佗不僅僅擅長外科，他在內、婦、兒各科都有很高的造詣，處方用藥之餘，還重視針灸、導引。可以說，華佗是雜閤中醫多種治療方法於一身的醫學大家。

根據《三國志》記載，華佗，又名旉，字元化，生活在東漢末年，沛國譙人。

有一次，府吏倪尋、李延二人結伴來找華佗看病，他們都感到頭痛、身熱，症狀看似完全相同，卻拿到了兩個截然不同的方子，心中疑惑。華佗解釋說：「你們兩個人雖然都是實證，但是倪尋的實邪在於內，應當用瀉下的方法，使在內的邪氣從下而解；而李延的實邪在於外，應當用發汗的方法，使在外的邪氣從肌表而解。你們只是症狀相似，疾病的本質卻大相逕庭，處方自然不一樣。」可見，華佗能夠透過相似的病症表象，找到病症的根本所在。

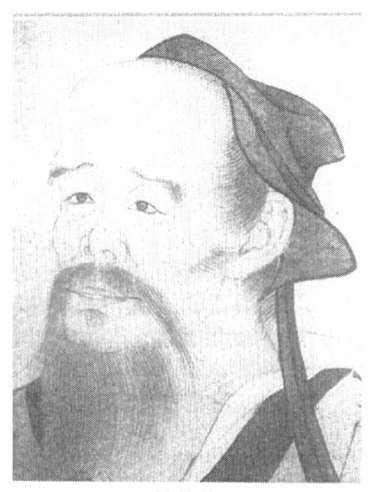

華佗像

臨床上有些病症，就像倪尋、李延一樣，一般人看來症狀是相似的，所以會理所當然地認為疾病相同、治法也相同。但是在中醫大夫眼中，因為發病時間、地點、病因、患者體質、疾病發展階段等的不同，就算「症狀」完全相同，「症候」也會有所差異，處方用藥自然也就有了不同。透過望、聞、問、切，醫生能準確地測知「症候」，是中醫學辨證施治的關鍵。顯然，華佗就是辨證的高手。

華佗針灸時，通常只選擇一兩個穴位。在針灸前，先告知患者行針過程中可能出現的感覺變化，達到效果之後立即出針；再配合艾灸，很快便能緩解病痛。他使用頻率最高的穴位，沿脊柱兩旁分布，在脊柱正中向左右兩側平移約兩指寬的位置，能有效地調整臟腑功能，恢復機體健康，後世稱之為「華佗夾脊穴」，這種針灸方法流傳至今。

在方藥針灸之外，華佗還精通心理情志療法。據《後漢書・華佗傳》記載，一位郡守身患疑難症，久治不癒，家屬求治於華佗。華佗斷定郡守之疾源於蓄積多年的瘀血濁毒，一時之間難以清除，便事先與郡守的長子商議，用「以情勝情」之法，設計激怒郡守，利用怒氣上衝之勢來袪除沉痾痼疾。

於是，華佗向郡守索要了鉅額的診金，卻三番五次地找藉口，不替郡守診治。郡守敬重他的賢名，默默忍讓。後來，華佗更加過分，竟然不辭而別，還留下了一封書信大罵郡守為官不正，為富不仁，極盡難聽之詞。郡守勃然，派人追殺華佗。郡守的兒子私下叮囑下人不要真去追華佗，所以下人們均無功而返。郡守暴怒，吐出黑血數升，隨後頓感心胸舒暢，病也逐漸痊癒了。

華佗擅長外科手術，但是破開皮膚、切割臟器的疼痛，不是人人都

第三章　醫脈傳承

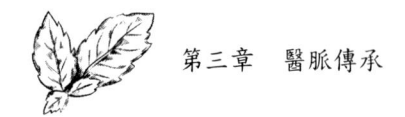

能像關羽一樣耐受的。為此，他創製了世界上最早的麻醉劑——麻沸散，患者服用之後，很快會感覺到意識昏沉。華佗趁此機會剖開肚腹、摘除腫塊，最後將切口縫合，再敷上他配製的膏藥，靜心休養就可以恢復健康了。據《後漢書》記載，華佗能夠在全身麻醉的條件下進行腹腔腫瘤切除、腸縫合等手術，這比西方全麻手術初獲成功的時間（1848），要早1,600多年。

此外，華佗的養生術也十分神奇，最具代表的是五禽戲。這是華佗以上古導引術為基礎，結合虎、鹿、熊、猿、鳥五種動物的動作和形態而編訂的「體操」。

這套功法在人體剛剛覺有不適時，練上一節，至微微出汗，就能感覺身體輕便，有效地防止疾病的深入。對於無病之人，時常修習有養生延年之效。與「流水不腐，戶樞不蠹」的道理一致，生命在於氣血的流通，而修習五禽戲正可以疏通氣血，所以能夠健身防病。他的弟子廣陵的吳普、彭城的樊阿，遵照老師的教導，臨近百歲仍身體輕健、精神矍鑠，樊阿更是活了一百多歲。

華佗醫技卓絕，當時曹操患頭風，曾召他醫治。華佗針灸膈俞，疼痛隨手而減。後來曹操病情加重，華佗認為此病難以速癒，需要長期治療。於是，曹操想把華佗留在身邊醫治，但是華佗以妻子生病為由返鄉，曹操數次書信召喚，均不應召。曹操大怒，在許都殺了他。據說，華佗死前，曾取出一卷醫書交給獄吏，囑咐說：「這是我畢生心血所成，叫《青囊書》，你收好它，可以救人性命。」但是獄吏怕殃及自身，猶豫著不敢收下。華佗也不勉強，長嘆一聲，親手將《青囊書》焚毀了。可惜，一代名醫，竟無著作傳世！後人有詩嘆曰：

華佗仙術比長桑，神識如窺垣一方。

惆悵人亡書亦絕，後人無復見青囊。

「青囊」的原意是古代醫家存放醫書的布袋，自華佗之後，人們常用這個詞來代指中醫。

當今華佗的家鄉亳州建有「華祖庵」，人們發自內心地感謝與緬懷這位推動醫學進步、造福後世子孫的偉大醫家。古今常以「華佗在世」表彰優秀的醫生。

脈學有準繩

中醫有望、聞、問、切四診，在大眾心中，脈診無疑是最具中醫特色的。它屬於四診中「切診」的範疇，醫生將三根手指搭在病人的手腕上，就能診察出臟腑氣血的變化、疾病的轉歸，這是何等的神奇！

脈診神奇，但是並不神祕。

脈診早在周代就開始用於實踐，扁鵲、淳于意、張仲景均精通脈法。到漢末，醫界累積了豐厚經驗，但是論述龐雜，缺乏相對統一的標準。加上脈診是一種指下感覺，對於初學者而言，具象的知識容易掌握，抽象的感覺往往難以體悟，所以素有「心中了了，指下難明」之說。

在這種情況下，魏晉時的太醫令王叔和，率先完成了脈學的第一次全面總結，系統整理脈象的名稱、特點和臨床意義，編成《脈經》，這是中國現存最早的脈學專著。

第三章　醫脈傳承

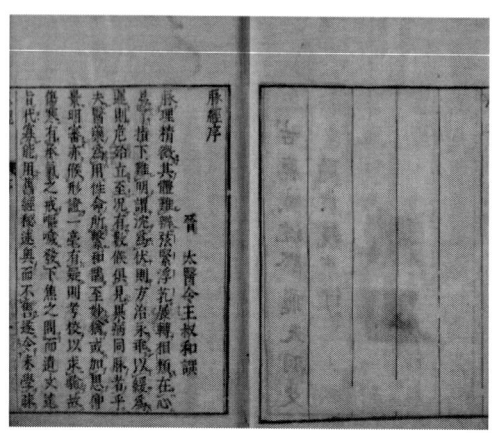

《脈經》

王叔和，名熙，高平人。生活在漢末晉初，曾任魏國的太醫令，是一位具備深厚理論功底和豐富臨床經驗的醫學大家，最擅長的正是脈診。現在，讓我們跟隨《脈經》一起探尋脈診的奧妙。

第一，明確寸口脈的具體診法。早在《黃帝內經》中，脈診需要探查患者多處淺表動脈的搏動，包括頭部、手腕、腳踝三處，每一處又分天、地、人三候，稱為「三部九候」法。這樣的方法診查全面，但是操作起來較為繁瑣。

《難經》提出「獨取寸口」，認為寸口屬手太陰肺經，是脈之大會，診寸口能夠反映全身臟腑氣血經脈的狀態。這使「三部九候」法大大地簡化了，但是寸、關、尺與臟腑之間沒有明確的對應關係。王叔和明確了寸口脈具體的診察方法：

手掌向上，觸控手腕的外側，就可以感受到橈動脈明顯的搏動。這個位置距離太淵穴剛好一寸，所以被稱為「寸口」。以橈骨莖突（手腕外側面的高骨）為參照點，內側動脈搏動的部位是「關」。將中指放在

「關」上，食指和無名指自然垂落，對應的位置，食指為「寸」，無名指為「尺」。左手的寸、關、尺對應著心、肝、腎，右手對應著肺、脾、腎（命門）。以左右手的寸、關、尺分別對應臟腑，這個理論自王叔和提出以來，被歷代醫家所傳承，一直應用到今天。

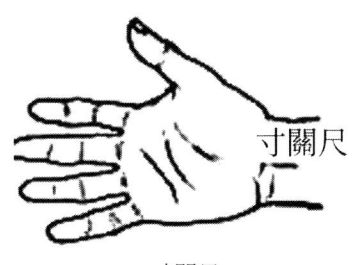

寸關尺

第二，歸納 24 種脈象。在《脈經》之前，醫書中對脈象的記載比較散亂，命名也不規範，算起來大約有 80 種之多，而且大多沒有脈象的描述和說明。王叔和蒐集、整理之後，進行了刪減、合併，最終歸納為 24 種脈象，成為後世的診脈規範。這 24 種脈象包括浮、芤、洪、滑、數、促、弦、緊、沉、伏、革、實、微、澀、細、軟、弱、虛、散、緩、遲、結、代、動。

王叔和從脈位的深淺、脈力的強弱、脈率的快慢等方面總結了每種脈象的特點。比如芤脈的指下感覺是浮大而軟，按之中央空，兩邊實。他又指出，脈像有相似者，如浮、芤、洪脈相類，弦、緊脈相類，沉、伏脈相類，很容易混淆，需要細細地體悟和辨察。另外，臨床上還經常看到幾種脈候同時出現，像浮數脈、沉遲脈、滑數脈等；又有不同的病症顯現出同種脈象的情況，十分複雜。而一旦診察失誤，必定會影響下一步的治療，貽誤病情，甚至有生命危險。所以，診脈絕不是件容易的

第三章　醫脈傳承

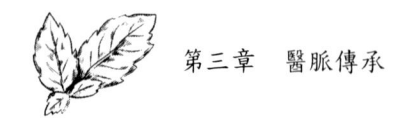

事情，它需要扎實的中醫理論，還要有長期的臨床實踐，加上反覆地思考揣摩。

第三，將脈象與症、治相關聯。王叔和深入闡述了不同脈象的臨床意義，他提出脈象主病的總原則：遲脈為寒，澀脈血少，緩脈為虛，洪脈為熱。他把不同脈象與具體的臨床表現結合起來，進行診斷。比如脈浮，又有頭痛、發熱，往往是中風證；脈緊，伴隨頸項後背疼痛，多是傷寒證；脈澀，伴有食後不適，往往提示胃氣不足。再進一步把脈象、症狀、診斷、治療連繫起來。他說，如果診到緊脈，又見到頭痛、渾身骨節、肌肉疼痛的症狀，診斷為傷寒證。宜服麻黃湯發汗，針灸眉衝、顖，用治傷寒膏按摩治療。這樣，就把脈與臨床的診、治連繫起來了。

在《脈經》之後，歷代都有人片面地誇大脈診的作用，認為只憑三個指頭就可以決死生、救頑疾。實際上，脈診的意義毋庸置疑，但高明的中醫一定是四診合參的。在上面的例子中，我們可以看到，脈診大家王叔和也是綜合診斷的，並沒有單純地依賴切脈。望、聞、問、切四診缺一不可，相互補充印證，從整體角度分析病情，方能一舉切中病機要害。

王叔和的《脈經》是醫史上影響最大的脈學著作，後世脈診大多將其奉為規範，並不斷繼承和發展。

一　針灸立規範

晉代文人左思構思十年，寫成《三都賦》。十年磨一劍，自然是才情橫溢。然而，左思當時尚未成名，這篇驚世之作不僅無人認可，還受到譏諷。後來，左思向名重一時的皇甫謐求教，皇甫謐讀後拍案叫絕，並

慷慨為之作序。由於得到名家的首肯與讚譽，《三都賦》很快傳遍了整個洛陽，人們讚不絕口、爭相傳閱抄寫，一時間竟讓洛陽的紙張供不應求，價格上漲。這就是著名的典故「洛陽紙貴」。

《三都賦》由無人問津到聞名天下，關鍵性的轉折人物就是頗負盛名的大家——皇甫謐。

皇甫謐 (215-282)，字士安，號玄晏先生，安定朝那人，是魏晉時期著名的史學家、文學家、醫學家。皇甫謐的名氣很大，晉武帝曾屢次下詔，請他做官，許以高官厚祿，他都以體弱多病為由辭卻了。

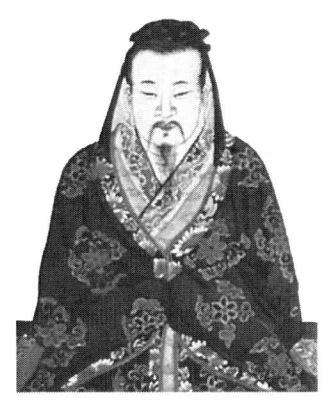

皇甫謐像

誰能想到，幼時的皇甫謐頑皮不羈、不思進取呢？他原本出身名門，祖上曾官拜將軍、尚書，後來家道中落，年幼時便過繼給叔父，成日和同村的頑童嬉笑打鬧，20 歲時仍然遊蕩無度，鄉人都認為其痴鈍。有一天，皇甫謐將採來的瓜果敬獻給嬸母任氏，任氏非但不開心，還教導他說：「《孝經》說，即便每天用牛、羊、豬來奉養父母，仍然是不孝之人。你今年二十歲了，不讀書，不明理，眼中還沒有教義，心思不在正道上。」她嘆了口氣，又說：「修身立德，專心學習，是你自己有所得，

第三章　醫脈傳承

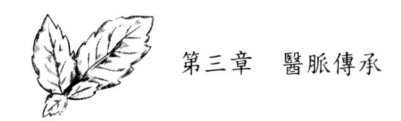

我又能得到什麼呢！」說著，流下了眼淚。皇甫謐聽後，大為震動，從此改弦易轍，勤學不怠。

因家境貧寒，無錢買書，皇甫謐到處借書抄閱，在農耕時都帶著書本，常常沉迷於書中，達到了廢寢忘食的地步，當時人們稱他為「書淫」。就這樣，皇甫謐最終成為「博綜典籍百家之言」的大學者。

皇甫謐在文史學方面有巨大的貢獻，著述頗豐，一定程度上填補了以往史學的缺漏，代表作有《帝王世紀》、《高士傳》、《逸士傳》、《列女傳》、《玄晏春秋》等。不僅如此，他還被後人稱作「針灸鼻祖」。那麼，皇甫謐是怎樣與針灸結緣的呢？

晉武帝請他做官，皇甫謐以疾病為由，推辭不仕，實際上他的一生確實飽受病魔侵害。他30多歲時就患了風痺，42歲時症狀加重。風痺是風寒溼邪侵襲而引起的肢節疼痛或麻木的病症。皇甫謐半身麻木、活動不便，右腳偏小，聽力也受到了影響。疾病的折磨促使他潛心研究醫學，博覽群經，手不釋卷，尤其對針灸學產生了濃厚的興趣。

在研究過程中，他發現自《靈樞》以後，針灸方面的論述龐雜晦澀、行文重複或殘缺不全，學習起來十分困難，於是他下定決心整理肅清，對針灸學進行一次大規模的總結。

皇甫謐蒐集了大量的資料，廣泛閱讀，深入考證，以《黃帝內經》和《明堂孔穴針灸治要》為底本，摘錄、凝練其中與針灸相關的內容，並結合自己的所思所見，終於完成了一部為後世針灸學樹立規範的鉅著──《黃帝三部針灸甲乙經》，簡稱《針灸甲乙經》。

這部著作共計12卷128篇，是中華民族第一部體系較為完備的針灸學專著。

皇甫謐歸納古醫書、整理後，明確記述了 349 個穴位，比《黃帝內經》增加了 189 個。

皇甫謐著重強調針灸操作規範，諸如針灸深度、留針時間、禁忌、艾灸壯數等。書中記錄了大約 200 個穴位的留針時間，以呼吸為計數，一般的穴位在 6 至 7 次呼吸之間。

皇甫謐認為，刺、灸要注意天時，春夏秋冬各有針灸的禁忌。他明確指出，有些穴位不可刺，有些穴位不可灸，有些穴位不可深刺。像雲門穴，位於胸部，在鎖骨下窩的凹陷處，這個部位如果深刺，會刺破肺尖，造成氣胸。

在臨床應用部分，皇甫謐分別論述了內、外、婦、兒各科多種疾病的病因、病機、症候及選穴和治療，彙集了晉以前的針灸治療經驗。他針對臨床的 200 餘種疾病症候，提出腧穴治療 500 餘條。如目中翳障，眼睛疼痛流淚，針灸前谷穴；鼻中出血不止，針灸承漿穴、委中穴等。

《針灸甲乙經》系統總結了晉以前的針灸理論，此後的針灸學著作都以此為底本。它不僅成為中華民族針灸的經典和規範，指導著 1,700 多年來的針灸臨床診療，還促進了針灸的對外傳播。該書先後被翻譯為多種文字，流傳至數十個國家和地區，為傳播中醫文化、促進醫學交流發揮了重大作用。

一 肘後備急方

元代畫家王蒙有一幅〈葛稚川移居圖〉，在 2011 年的一次拍賣會上拍出了 4 億多元的驚人價格。

第三章　醫脈傳承

這幅畫描繪了晉代道士葛稚川攜家遷居羅浮山途中的情景。畫中的葛稚川手執羽扇，身著道服，神態安逸，正回首眺望。身後一僕牽牛而行，妻子騎牛抱子。此畫以山水為主體，有崇山峻嶺，有飛瀑流泉，有碧樹溪潭，加上畫中的人物，構成了一幅謹嚴、俊逸的山水人物畫。

畫中的主角葛洪（約281-341），字稚川，自號抱朴子，丹陽句容人，晉代著名醫藥學家、道家和博物學家。

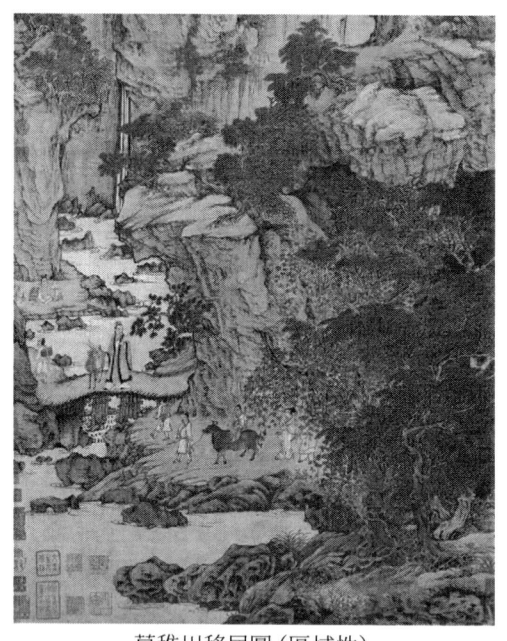

葛稚川移居圖（區域性）

葛洪雖出身官宦世家，但是因戰亂，家道中落。13歲喪父，家境貧寒，其叔祖葛玄以煉丹聞名。寡言好學的葛洪也喜好神仙導養之法，先師從鄭隱學習煉丹術，後又以南海太守鮑玄為師。因平亂破賊有功，被封為伏波將軍，賜爵關內侯。他的一生主要從事煉丹和醫學，既是一位儒道合一的道教理論家，又是一位從事煉丹和醫療活動的醫學家。

很多人認為中醫只能治療慢性疾病，而對於生命攸關的急病、重症卻無技可施，這種認識未免失之偏頗。數千年來，中醫守護著百姓的健康，其中自然也包括急、重、大病的防護與救治。提到急救，有一本書不可不提，那便是葛洪的《肘後備急方》，這可以說是中華民族歷史上第一部臨床急救手冊。顧名思義，「備急」就是以備急病急需，「肘後」即藏於袖中隨身攜帶。

《肘後備急方》錄自葛洪自著的《玉函方》。《玉函方》共100卷，今已亡佚，從其宏篇鉅製來看，應是集當時醫療經驗之大成的鉅著。後來為了在危急倉促之時可以迅速翻檢查詢，葛洪便將其中能救急且簡要實用的部分摘錄出來，編成《肘後救卒方》，又名《肘後備急方》，多簡稱《肘後方》。該書共3卷，是一部以治療急症為主的綜合性方書。

後來，陶弘景將其整理增補為《補闕肘後百一方》，金代楊用道又增補改名為《附廣肘後備急方》。現在流行的8卷，是經過多次增補的版本。

《肘後備急方》共記載常見急症20多種，以及一些急救措施。選方簡單，所用藥物具備「簡、便、廉、驗」的特點，適宜於百姓救急所用，以應「備急」之名。

如檳榔治寸白蟲（條蟲），密陀僧防腐，甘草、大豆、生薑汁解藥物或食物中毒，使用催吐瀉下等方法排毒。還記載了多種外傷止血法、人工呼吸法、洗胃術、救溺倒水法、腹穿放水法、導尿術、灌腸術等。

此外，這本書對傳染病有較高水準的認識，首次明確提出「癘氣」為傳染性疾病的病因，記載了天花、沙蝨病等傳染病的發病地域、感染途徑、預後及預防。

第三章　醫脈傳承

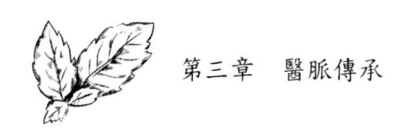

一 本草里程碑

　　南朝時期的陶弘景（456-536），字通明，丹陽秣陵人，是一位充滿傳奇色彩的人物。他前半生在宦海浮沉，後半生在山林修行。他博覽群書，以一人之思通百家之理，是當時著名的醫藥學家、道教思想家，對本草學有著不可磨滅的功績。

　　少年時代的陶弘景勤奮好學。據史書記載，四五歲的他非常喜愛讀書，很少聚眾玩耍。九歲時開始接觸儒家經典，打下了深厚的文學基礎。他常年保持著閱讀習慣，不斷開闊自己的眼界，以求知為樂，以不知為恥。十歲的時候偶然間讀到了葛洪的《神仙傳》，被這本書深深吸引，對它愛不釋手，晝夜思索，由此產生了長生的遐想。

　　陶弘景雖然在南齊時官拜左衛殿中將軍，但是他並沒有執著於仕途，在戰亂紛紛、城頭變幻大王旗的社會背景下，便產生了歸隱山林的想法。齊永明十年（492），他辭去官職，隱居在茅山，開始專心地從事道教和醫藥研究。

　　梁代齊後，梁武帝曾多次下詔，加送厚禮邀請他回歸朝堂，而陶弘景決意不從。武帝愛才卻不強求，尊重他的選擇，並為他提供黃金、硃砂、雄黃等以供煉丹之需。

　　每當國家出現吉祥或凶劣的徵兆，或者面臨難以決定的重大事件時，梁武帝就會派人到山中諮詢陶弘景。正因為如此，他被人們稱作「山中宰相」。陶弘景在眾多領域廣有建樹，道學、天文、曆算、醫藥、地理、煉丹等方面均有著述，《本草經集注》是他對中醫學最大的貢獻。

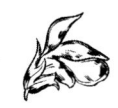

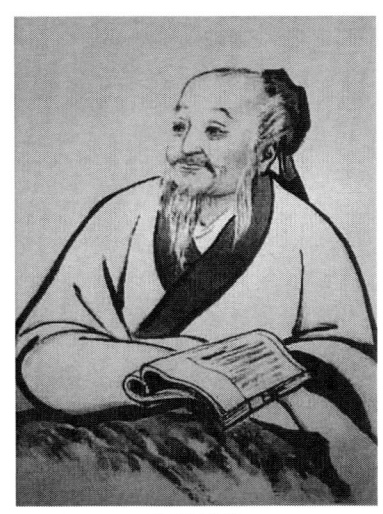

陶弘景像

　　當時廣為流行的本草著作是《神農本草經》和《名醫別錄》，陶弘景將《神農本草經》中的365味藥全部保留，刪減《名醫別錄》的生僻藥品，同樣篩選出365味，將兩書合而為一。加上自己的考證研究與運用心得，著成《本草經集注》。為了尊重先賢，使後人能將原著與自己的觀點加以區分，他選用硃色抄錄已有的原文，用黑色補充自己的思考，這兩部分內容一目了然。

　　該書將常用藥物擴充了一倍。陶弘景認為原有著作的藥物排列也不盡合理，於是提出按照屬性分類藥物的新形式。首創以玉石、草木、蟲獸、果、菜、米食、有名未用分類，這是中藥學研究方法上的進步，也是後世種屬分類的開端。

　　此外，書中還創造性地提出了諸病通用藥的概念。所謂「諸病通用藥」，即以病為綱歸類藥物。陶弘景分析列舉了80多種疾病的通用藥物，如大黃、蒲黃、樸硝、桃仁、水蛭、牛膝等通治瘀血證，蜀漆、大

第三章　醫脈傳承

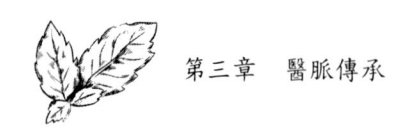

青、牡蠣、鱉甲等通用於溫瘧等,將「辨病用藥」與「辨證論治」相結合,方便了臨床處方時對藥物的檢索。

《本草經集注》的書名雖然源於《神農本草經》,卻不只是對原書作簡單注解。該書內容廣博,使本草學發展成為一門包羅永珍的博物學,以雙色分書,為後世本草編寫樹立了典範。

毫無疑問,《本草經集注》是中藥學發展史上的一座里程碑。

「鬼遺」外科方

東晉末期,出現了一部外科學專著——《劉涓子鬼遺方》。讀者可能很奇怪:為什麼書名叫做「鬼遺方」呢?南齊時期的龔慶宣整理重編該書時,在序言中記載了一個離奇的故事,書的命名即源於此。

劉涓子,本是京口人,曾擔任彭城內史,後來隨軍出征,在軍隊中為將士們治療戰傷病痛。有一天傍晚,他在丹陽郊外狩獵時,依稀看到了一個巨大的輪廓,約有兩丈多高。劉涓子不知何物,訝異之中拉弓射了一箭,射中的時候聽到雷電風雨般的聲音,接著這個怪物就不見了。

第二天,劉涓子帶著弟子再次搜尋,發現昨晚的怪物叫黃父鬼。他們暗中來到黃父鬼的住處,聽到院內陣陣搗藥聲。從門縫望去,見一人躺臥院中,一人翻閱書冊,一人正在搗藥。當即率人破門而入。院內三人見到劉涓子一眾前來,驚慌失措,瞬間消失無蹤,遺落了一卷方書,和一臼尚未搗好的藥。

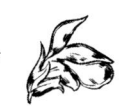

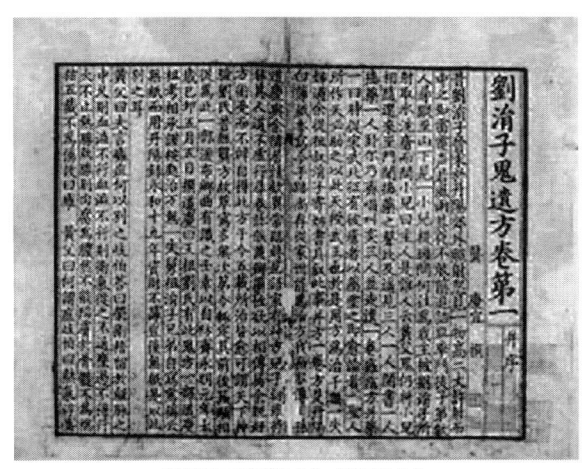

《劉涓子鬼遺方》（宋刻本）

　　劉涓子本就精通醫理，好奇地拿起方書細細看去，只見上面記載的主要是癰瘍一類外科疾病的治療方法，便將這本方書與藥一同帶回。用臼中所遺之藥敷治金創，應手而癒。之後，劉涓子潛心研究，按書中理論辨病用藥，療效顯著。

　　看到這裡，大家應該明白了，因為此書是黃父鬼遺落的，所以將它命名為「鬼遺方」。不過這終究是傳說，許多中醫經典借用鬼怪之名假託，是為了突顯書中精到的醫理和令人稱奇的療效。實際上，這應該是劉涓子作為一位隨軍外科醫生，系統性總結治療戰傷和瘡瘍癰疽的經驗所成。書中的很多方法確實非常有效，極大地促進了外科治療專科化的發展。

　　《劉涓子鬼遺方》是目前現存最早的外科學專著，原本10卷，現傳本只有5卷。該書主要記述了全身各部位癰疽瘡瘍的證治經驗，癰疽、瘡瘍許多是由戰爭刀槍導致的，具有明顯的軍隊外科學的屬性。

　　對於開放性創傷、腸道脫出難以回納的情況，書中創製了「小麥噴

第三章　醫脈傳承

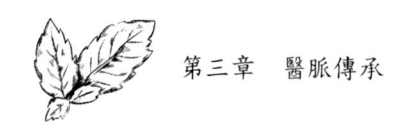

瘡方」。這時腸腔內壓力增高，不適合強用外力，因取小麥為主藥，多次提純去渣，製成「噴霧劑」。使用之後，能緩和腸道緊張，降低腔內壓力，促進腸道自行回納。

書中理論源自《靈樞・癰疽》，不僅載錄了豐富的外治法內容，同時提倡應用內治法。該書指出，在癰疽的早期，多用清熱消散的方子；到了癰疽後期，潰膿較多，出現氣虛的症狀，多用補益類方藥如內補黃耆湯等。外治法根據病情選用洗、灸、薄、貼、膏、搨、燻、敷、絹壓、箍圍、水蛭吮吸諸法；若已成膿，則用針、烙法排膿袪毒。這種內治辨證用方、外治敷貼與手術相結合的方法，開闢了外科治療的新思路，更為後世外科「消、託、補」三大基本治療原則的形成奠定了基礎。

《劉涓子鬼遺方》比較全面地反映了兩晉南北朝時期的外科水準，為醫學史研究留下了寶貴的文獻，同時在外科學的理法方藥多個層次，都有實際臨床指導意義，對後世中醫外科學的發展產生了重要的影響。

一「仙授」理傷法

東晉時，外科出現了一部「鬼遺」方；到了唐代，骨傷科又出現了一部「仙授」法──《仙授理傷續斷祕方》。「鬼遺」源自劉涓子與黃父鬼的故事，那麼「仙授」又是怎麼來的呢？

我們先來了解一下這本書的作者──藺道人，他生活在唐朝中晚期的長安，是一位有著豐厚學識的出家人。在醫學方面，他熟讀《黃帝內經》、《難經》、《肘後備急方》、《千金要方》等書，最擅長骨傷科的治療。

藺道人原在長安，後來到江西農村，開始農桑生活。藺道人的鄰居

「仙授」理傷法

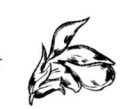

是一戶姓彭的人家，經常幫助他耕作。有一次，彭家的兒子在上山砍柴的過程中，不慎摔傷，導致頸椎、肱骨多處骨折，生命危在旦夕，當地醫生束手無策。藺道人得知後立即前往救治，經過數次的整復、敷治，最終恢復了以往的健壯。從此，鄉親們紛紛宣揚藺道人醫術高明，來找他看病正骨的人也越來越多。

習慣了清靜安寧的藺道人不願為世俗打擾，於是將自己的醫療技術和傷科書稿《理傷續斷方》，毫無保留地傳授給彭家子弟，然後就悄然離開了。人們見他突然消失，便傳說他是「天神下凡」，對他更加崇敬，於是將書稿改名為《仙授理傷續斷祕方》。

這本書只有一卷，主要論述骨折與關節脫臼的臨床症狀和治療方法，雖然篇幅短小，卻有著極高的學術價值。

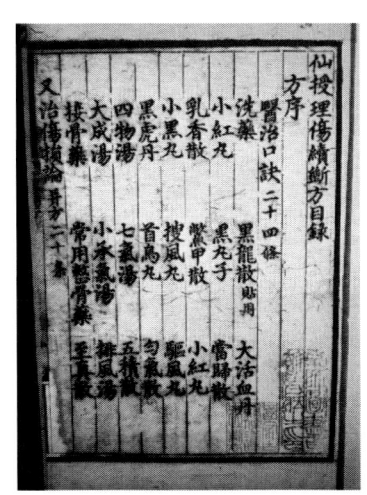

《仙授理傷續斷方》

該書簡明概括了骨折、脫臼的常規治療，包括清潔傷口、檢查診斷、牽引整復、復位敷藥、夾板固定、複查換藥、服藥、再洗等十幾個

第三章　醫脈傳承

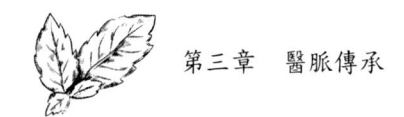

步驟。記載了傷科常用的止血、手術復位、牽引、擴創、填塞、縫合等具體操作方法，還有常用的驗方。這些都是骨科的治療常規，因其實用，很快便成為後世骨傷科遵循的基本法則。

對骨折復位固定，該書提出了「動靜結合」的治則。骨折的復位，首先要「靜」，保證有效的固定。在這個前提下，提倡適當活動患肢，減少後遺症的發生，這就是「動」。動靜結合的理念，直到今天仍然是骨折復位、恢復的總原則。

這本書有一個突出的特點，就是整體觀念。藺道人認為，人是一個有機的整體，一處的病變必然會影響全身，引起全身的氣血紊亂，並導致瘀血停積。所以，傷筋斷骨雖然是「傷」在區域性，但是「病」卻在全身。在這個思想指導下，藺道人無論是對新創傷的處理，還是對創傷後遺症的治療，都強調從整體著眼，辨證求因，審因論治，調治全身氣血。整體觀下的辨證論治，從古至今一直都是中醫外科和傷科的特色，也是優勢所在。

書中記載了 40 餘張常用外科方劑，包括外洗、外敷、內服等多種用法，為後世傷科用藥、內外兼治奠定了理法基礎。我們非常熟悉的「四物湯」首見於該書，由當歸、芍藥、川芎、地黃四味組成，意在調治骨折引起的氣滯血瘀，養血和血以流通氣機，加速傷處的痊癒。後世廣泛應用於內、外、婦、兒臨床各科病症。還有大活絡丸、小紅丸、大紅丸等，都有祛瘀生新、活血止痛的功效，符合傷科臨床辨治規律，所以一直被後世所沿用。

藺道人的《仙授理傷續斷祕方》，是中華現存的第一部骨傷科專著，集中反映了唐代骨傷科的突出成就，是後世骨傷科學的奠基之作。

一 兒科《顱顖經》

隋唐時期，兒科學得到迅速發展，不僅有了小兒專科，而且出現了兒科專著、專論和眾多的兒科方書。

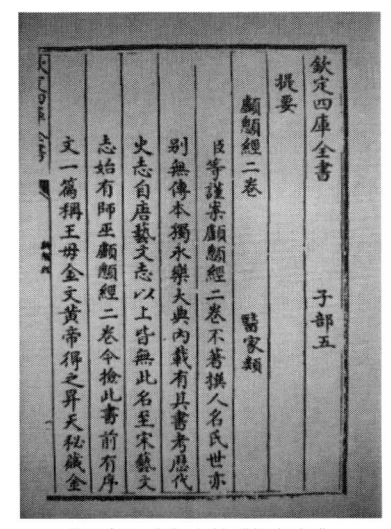

《四庫全書》中的《顱顖經》

《諸病源候論》、《備急千金要方》、《外臺祕要》等綜合性著作對小兒護養、生長發育規律、診脈方法、常見病症的認識和治療經驗進行了較為系統的總結和整理。唐代太醫署的醫科中設有兒科（少小科），兒科醫生必須在學習5年後經考試合格才能擔任。

中華民族現存第一部兒科學專著《顱顖經》大約出現於隋唐時期，書名取小兒初生時顱顖未合之義。

《顱顖經》的作者已無從考證，《諸病源候論》中曾提到此書，表明該書流傳已久。可惜的是，原書早已失傳，現在我們能見到的主要是編纂《四庫全書》時根據《永樂大典》輯佚出來的。

第三章　醫脈傳承

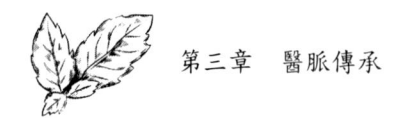

全書共 2 卷，首論小兒脈法與成人的不同，次論受邪之本與治療之術。對驚癇、疳痢、火丹（丹毒）等症敘述較詳。全書附方 41 首，可以對症選用。

論述中很多學術觀點，對後世兒科醫學產生了深遠影響。如稱 3 歲以下小兒為「純陽」，謂其「元氣未散」。「純陽」是形容小兒元氣純真、生機勃勃的狀態，《顱顖經》的小兒純陽說對後世兒科理論與臨床實踐產生了重大影響，後世醫家闡釋小兒生理多從此立論。

另外，該書以脈法開篇，雖內容較少，但是影響頗為深遠，明確指出了小兒診脈與成人不同，但是取寸口而不分寸關尺。注意到小兒和成人的呼吸、脈動頻率不同，成人正常的節律是一個呼氣間脈跳兩次，一個吸氣間脈跳兩次，呼吸交替間脈動一次；而小兒的正常節律往往偏快，一個呼氣或一個吸氣間，脈搏跳動可以達到三次。如果按成人的脈律來算，就不準確了。

書中還提到小兒生長過程中的「變蒸」現象。所謂「變蒸」，是中醫解釋嬰幼兒生長發育規律的一種學說。變，指的是變其情智，發其聰明，主要是智力發育；蒸，指的是蒸其血脈，長其百骸，主要是形體發育。

兩歲以內的小兒，由於生長發育旺盛，血脈、筋骨、臟腑、氣血、神志等各個方面都在不斷地變異，蒸蒸日上，每隔一定的時間就有明顯的變化，並且還可表現出一些類似於病的症狀，但不是病態，是小兒精神、形體階段性生長發育的一種生理現象。

《顱顖經》認為小兒六十日一變蒸，會出現發熱、食乳不下等症狀，上唇往往會有小米粒大的突起，稱為「變蒸珠子」。遇到這種情況，要注意與其他病變相鑑別。主張用退熱飲子，而不可亂用藥，以免擾亂了正

常的生長規律。後世醫家在此基礎上對變蒸多有討論。

「病症」篇主要記載了小兒常見病症。涉及鵝口（由口腔念珠菌感染引起的口腔黏膜炎症）、夜啼、眼赤、溫熱、嘔吐、腹肚痛等各臟腑系統病症。其中以五臟為中心辨治疳證對後世產生了重要的影響。

《顱顖經》對後世兒科學的發展影響較大，是中華民族兒科的奠基之作。書中的學術觀點多為後世醫家所引用發揮，據《宋史·方技傳》記載，被稱為「兒科鼻祖」的宋代名醫錢乙，其醫術即源於此書，足以說明其意義深遠。

巢元方論病源

隋大業五年（609），負責督造大運河的官員麻叔謀患病，不能坐起，起則頭暈目眩，噁心嘔吐，飲食不進。隋煬帝命太醫令巢元方赴寧陵為其醫治。巢元方診為「風逆病」，替他開了個食療方：將嫩羊肉蒸熟，摻上藥末食用。麻叔謀如法而行，藥末吃完而病癒。後來又按方吃過幾次，病沒再復發。

關於巢元方生平籍貫的記載，史料不詳。大約生活於西元6世紀末至7世紀中期。曾任太醫博士、太醫令，從他為麻叔謀診病一事，可知其醫術高明。

隋唐以前，醫學上沒有論述不同疾病的病因症候學專著，這對於據病選方、用方十分不便。因此，巢元方上奏隋煬帝，建議編寫一部有關著作，並起好名字——《諸病源候論》。隋煬帝表示同意，詔令他和太醫署吳景賢負責主持，組織相關人員進行編寫。

第三章 醫脈傳承

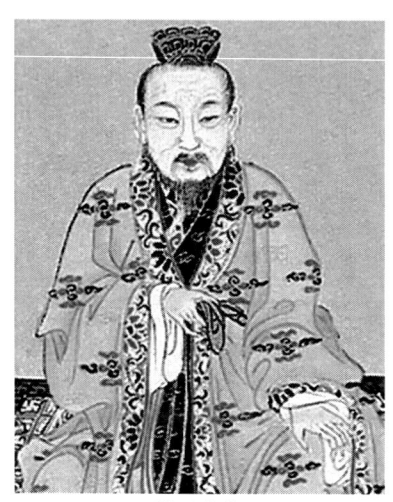

巢元方像

巢元方除了把當時醫書上的疾病加以彙集外，還特別對前人沒有論及或論述不詳的疾病進行調查。大約用了5年時間，於大業六年（610），編成了《諸病源候論》。

書成之後尚未刊行，隋煬帝開始征伐遼東，戰亂隨之而起，此書則被束之高閣。到了唐朝開元、天寶年間，任職尚書省、門下省的王燾在弘文館發現了該書手稿，如獲至寶。後來王燾編寫《外臺祕要》時，在每篇開頭都冠以此書之論。

《諸病源候論》流傳到宋代，因朝廷重視醫學，乃命集賢校理晁宗愨、王舉正等人校理該書，與《素問》、《難經》等一起雕版印刷，使該書廣傳於世。

全書50卷，分各科疾病為67門，列症候1,700多論。分別論述了內、外、婦、兒、五官等各科疾病，以及傳染病的病因症候。每種病候進一步細分，對各科病症候的記述可謂範圍廣博、覆蓋面大。如婦產科

病包括婦人雜病、妊娠病、將產病、難產病、產後病諸候。兒科雜病有 255 候之多。又如僅一個咳嗽就有 15 論，除第一論「咳嗽候」為總論外，又分為久咳嗽候、咳嗽短氣候、久咳嗽上氣候、咳嗽膿血候、久咳嗽膿血候等共 14 種症候。

該書對疾病病因的論述，在前人理論基礎上有所創新與發展，提出了許多新見解。如在「溫病候」中指出，該病具有傳染性，後世多稱「瘟病」或「瘟疫」，其病因是感染了「乖戾之氣」。書中說，該病皆因歲時不和，溫涼失節，人感乖戾之氣而生病，病氣可以傳染，甚至可以造成滅門。面對這種疾病，重點在於預先服藥或採取其他方法預防。

該書還認知到某些地方病的發生，與該地區的氣候變化及地理環境密切相關。如三吳以東的「射工」、「水毒」病，即今之血吸蟲病，其流行係水源傳播所致；嶺南的「瘴氣」，由「雜毒因暖而生」，說此病生於嶺南一帶山瘴之氣，患病後忽冷忽熱，休作有時，皆由山溪源嶺瘴溼毒氣致病。

《諸病源候論》雖是探討病因症候的專著，但是也敘述了不少有關治療創傷的外科手術和縫合理論，記載了腸縫合術、傷口縫合術、血管結紮止血術、清創術、拔牙術等手術內容。此外，該書還介紹了諸多疾病的導引法。

該書作為現存最早的病因症候病機學專著，反映了中國 7 世紀時醫學理論與臨證醫學的發展水準，對後世醫學發展具有深遠影響。唐以後的醫著，如孫思邈在編撰《備急千金要方》和《千金翼方》時，曾大量參考、引用其有關資料和觀點。日本丹波康賴的《醫心方》、宋代王懷隱等奉命編著的《太平聖惠方》等都引用了其中的大量內容。宋代舊制，考試醫生曾以該書為命題依據；宋代以後的醫學著作，在病源症候方面也多以此書為準。

第三章　醫脈傳承

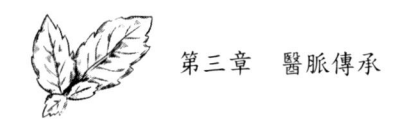

一　甄權繪明堂

　　有一位名醫，一生行醫，活人甚眾，事蹟被載入《舊唐書》、《新唐書》等史冊，唐太宗李世民曾親臨其家，賜他壽杖和衣物，這位醫家就是編繪明堂圖的甄權。

　　甄權，約生於南朝梁大同七年（541），卒於唐貞觀十七年（643），許州扶溝人，終年103歲，是一位長壽的醫家。幼年時因母親生病，與弟弟甄立言立志習醫，兄弟二人精究醫術，熟讀方書，後來都成了當時的名醫。

　　隋開皇初年（581），40歲的甄權任祕書省正字。正字是個官職，主要負責掌校典籍，勘正文字。甄權任職後不久，便稱病辭歸，專注於臨床診治與著書立說。

　　甄權在脈理、針灸等方面均有很深的造詣，撰有脈學著作《脈經》、《脈訣賦》，針灸學著作《針經鈔》、《針方》、《明堂人形圖》等。遺憾的是，這些著作都已經亡佚，僅有少部分內容被《備急千金要方》、《千金翼方》、《外臺祕要方》、《銅人腧穴針灸圖經》、《針灸資生經》等醫籍引錄才得以流傳，也使我們可以窺見甄權的事蹟與學術。

　　甄權在針灸學方面的成就最為突出。眾所周知，皇甫謐的《針灸甲乙經》奠定了後世針灸學的基礎，釐定腧穴349個，在穴位的分布上做了分部、分經，可惜僅是文字描述，不夠直觀。甄權在《甲乙經》的基礎上，於《明堂人形圖》中將人分成「仰人」、「伏人」、「側人」三個體位，從這三個角度繪製了人體腧穴經絡圖，清晰明瞭，使人一目了然，成為後世經絡腧穴圖之濫觴。甄權對於腧穴的定位、主治、宜忌都有明

確的闡發。比如少商穴，位於手大拇指外側，距離指甲根角一韭葉，皮膚赤、白交界處的正中間，這個位置可以候脾、肺二經，不宜用灸法，針灸時要忌生冷及熱食。其他像尺澤、天府等穴位，都有類似的詳盡描述。

《舊唐書》記載有甄權治病的故事，可見其針灸造詣之深。魯州刺史庫狄嶔患有風痹，肩臂疼痛，不能挽弓射箭。他找了很多醫生來治療，都不見效。甄權的治法很有意思，他讓患者拿起弓箭，做出射擊的姿態，然後施針，刺肩髃穴。肩髃穴的位置在肩部三角肌上，在臂外展或向前平伸時，肩峰前下方出現的凹陷處就是肩髃。甄權讓患者挽弓，是取這個姿勢有利於針灸肩髃穴。一針下去，效果立竿見影，庫狄嶔肩臂之患瞬間痊癒，即刻便能射箭了，真可謂神效！

唐武德年間（618-626），安康郡公李襲譽出鎮潞州，甄權以徵士的身分隨行，他順便把自己剛剛繪製完成的《明堂圖》拿給李襲譽看。恰逢深州刺史成君綽患了頸腫的病候，喉中閉塞不通，連續三天水米不進，情勢危急，甄權針灸患者的右手次指之端，大約一頓飯的工夫，喉咽閉塞的症狀就得以改善，氣息漸漸通暢，第二天就飲食如常了。李襲譽親眼見到了這個神奇療效，對甄權的學術和著作由衷欽佩，親自為《明堂圖》作序，並將其刊行。唐初的縉紳之士，多摹寫甄權的《明堂圖》，很快傳遍天下。

甄權在唐初的名氣很大，孫思邈在《千金翼方》中說：「今所述針灸孔穴，一依甄公明堂圖為定。」當時人們對於經絡和腧穴的認識並不統一，存在著多種觀點，孫思邈明確指出以甄權的《明堂人形圖》為標準，可見對他的推崇和認可。

第三章　醫脈傳承

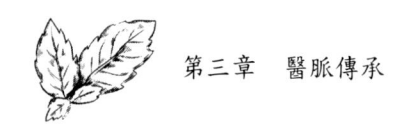

　　甄權不僅擅長針灸，還精通養生之法，他認為吐故納新是益壽延年的有效方法，主張飲食清淡，以使胃氣調和，精氣充足。貞觀十七年（643），在他103歲的那一年，唐太宗李世民親自來探望這位百歲老人，請教有關藥性及養生方面的道理，甄權將他所著的《藥性論》呈上。唐太宗大為讚嘆，授他為朝散大夫，並賜予壽杖、衣物。

　　甄權的弟弟甄立言精通本草，著有《本草音義》、《本草藥性》、《本草集錄》、《古今錄驗方》等，兄弟二人皆以醫術享譽於時。

一 官修《唐本草》

　　藥典是一個國家記載藥品標準、規格的法典，一般由國家藥品監督管理部門主持編纂、頒布實施，具有法定性和規範化的特點。世界上很多國家都頒行有藥典。

　　中國早在唐代就編撰了一部具有藥典性質的本草著作──《新修本草》，也被稱為《唐本草》或《英公本草》。

　　唐朝建立之後，經濟繁榮，文化昌盛，民族間的交流、西域和印度文化的傳入，都使當時藥物的數目和種類大大增加，人們對藥物的認識也更為深入。至高宗時，距陶弘景編撰《本草經集注》已過去一百多年，《集注》的不足漸漸彰顯，已不能滿足當時的用藥需求。於是蘇敬提出由政府主導編修本草的動議。

　　蘇敬是湖北人，宋代因避諱宋太祖趙匡胤的祖父趙敬之名諱，被改寫作「蘇恭」。他精通醫藥，曾任朝議郎，後任右監門長史、騎都尉等職。唐高宗顯慶二年（657），蘇敬向皇帝上書，指出《本草經集注》有不

官修《唐本草》

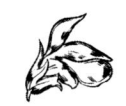

少缺漏錯誤之處，有必要總結、整理本草知識和用藥經驗，編撰一部更為全面、準確的本草專書。

唐高宗採納了這個建議，徵召當時著名的醫藥學家、學者及行政官員共20多人，組成了一個實力強大的編撰隊伍，指定由太尉長孫無忌總領。這支編寫隊伍中，有掌管醫療的太醫令、擔任帝王醫療工作的御醫、掌管藥物的官員尚藥奉御和藥藏監，也有熟悉經籍圖書的弘文館大學士，以及通曉歷史的太史令等，可謂賢者群集，蘇敬則是這個浩大工程的實際主持者。

為了編撰這部書，政府詔令133個州選送道地藥材，進行了一次前所未有的、全國範圍內的藥物大普查，利用藥物調查的資料、進獻上來的藥物標本繪製藥物圖譜。編撰既注重廣泛調查，又重視集體討論，歷時兩年，於顯慶四年（659）最終完成。

《新修本草》共54卷，分為三個部分，即《本草》、《藥圖》和《圖經》。《本草》部分主要闡發藥物的性味、產地、採製及功用主治；《藥圖》部分就是根據從全國各地徵集來的道地藥材所繪製的藥圖；《圖經》部分是對圖譜的文字說明，可謂圖文並茂。後世的藥物圖譜就是從此興起的。很可惜的是，當時印刷術尚未用於大規模的圖書印刷，書籍的流通主要是依靠手抄，所以流傳並不廣泛。到了北宋時期，珍貴的藥圖、圖經部分即已亡佚，僅正文有殘卷存世，另有部分內容被輾轉儲存於宋代唐慎微的《經史證類備急本草》中。

《新修本草》收載藥物844種，較之《本草經集注》新增114種。新增的藥物大多常用且療效確切，並收載了龍腦、安息香、訶子、阿魏、鬱金、胡椒、底野迦等20多種外來藥物，體現了唐朝「萬方來朝」的盛

第三章　醫脈傳承

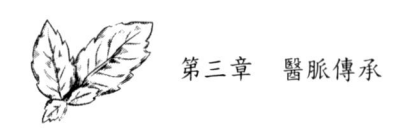

況。藥物分類沿襲了《本草經集注》的自然屬性分類法，分為玉石、草、木、人、獸、禽、蟲、魚、果、米穀、菜、有名無用等類。

這部書的編撰十分嚴謹，採用朱墨分書的辦法，正文中將《神農本草經》的文字以朱色書寫，其他以墨色書寫；新增藥物均標以「新附」二字，出自《本草經集注》的藥物則在開頭冠以「謹按」二字，以示區別。在內容上，本著「有驗必書」「無稽必正」的原則，對藥物的性味、產地、功效、採集、炮製等作了詳細的補充，同時糾正了《神農本草經》、《名醫別錄》以及陶弘景注解中的一些錯誤，具有較高的學術價值和實用價值。

《新修本草》是中國醫史上第一部由政府主導編撰的本草，具有較高的權威性。據《舊唐書・職官志》記載，唐政府將此書規定為醫學生的必讀書籍。這部書還流傳到日本，日本平安時代中期律令《延喜式》這樣記載：「凡醫生皆讀蘇敬《新修本草》。」並規定要讀足「三百一十日」，可見其在國內外的影響之大。直到400餘年後，宋代官修《開寶本草》問世，才逐漸被取代。

一 藥王著「千金」

如果從歷史上推舉一位長壽醫生的代表，他會是誰呢？公認的答案是隋唐時期的孫思邈。

孫思邈卒年有確切記載，是西元682年，但是生年素有爭議，主要有生於西元541年、560年、581年三種說法。即使以最短的時間來計算，他也活了101歲，是當之無愧的長壽醫生。

藥王著「千金」

孫思邈，京兆華原人。自幼聰敏好學，據說自七歲開始讀書，一天能記誦千餘字。他一生十分勤勉，涉獵群書，對儒家、道家、佛家、歷史、天文、地理各個方面都有深入研究，是一位通經史、知百家的飽學之士。

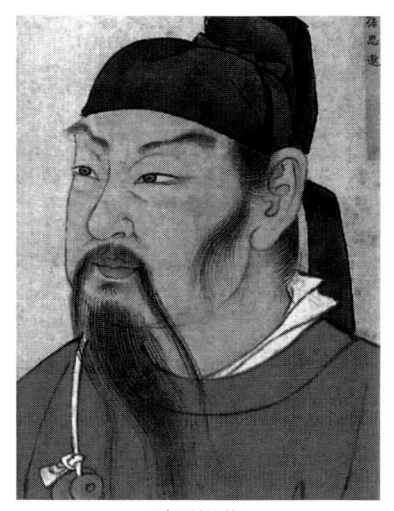

孫思邈像

孫思邈之所以習醫，主要是因為他年幼多病，屢次求醫，幾乎耗盡家產，於是立志岐黃。由於他資質聰慧，又勤奮好學，常常不遠千里搜求驗方，很快便累積了豐富的醫學理論和臨床經驗。

孫思邈在生活、行醫中十分注重累積。唐貞觀五年（631）七月十五日夜晚，孫思邈的左手中指不小心碰到了樹上，到了第二天早晨疼痛劇烈，痛不可忍。又過了十天，疼痛不斷加劇，瘡腫日漸高大，顏色暗紅像熟小豆一樣。聽說前人有治療的方子，他大膽嘗試，結果收效顯著，一用即癒，疼痛消除，不到十天的工夫，瘡面平復而痊癒。孫思邈認為此方「大神效」，將它收錄在《備急千金要方》中。他有幾次患有癰疽

第三章　醫脈傳承

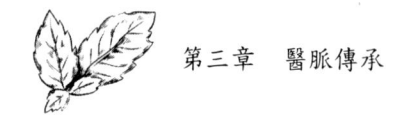

病，所用過的方子，只要有效便記錄下來。行醫時，或聽聞別人用之有效的方子也都累積起來。就這樣，收集了很多實用而有效的方子。

孫思邈有兩部著作：一部是《備急千金要方》（簡稱《千金要方》），另一部是《千金翼方》。書以「千金」為名，是因為孫思邈視生命比千金還要貴重，如果這些醫方能救人性命，就是功德無量的事。

《千金要方》寫成於唐永徽三年（652）。時隔30年，孫思邈發現《千金要方》有不足和缺漏的地方，所以他將自己晚年在理論、臨床上的所得彙集起來，又編著了《千金翼方》一書。「翼」是附翼、羽翼的意思，是對《千金要方》的補充。

孫思邈的兩部著作，涵蓋了唐以前的醫論、醫方、診法、治法、食養、導引等各方面內容，是綜合性醫學著作，具有百科全書的性質。兩書在中華醫學史上具有多方面的突出貢獻。

《千金要方》開篇為《論大醫習業》和《論大醫精誠》，對醫生的學習與醫德提出了明確要求。尤其是《論大醫精誠》被後世視為中國醫生的行醫規範，堪比西方的《希波克拉底誓言》（*Hippocratic Oath*）。

「精」是指醫生要有精湛的醫術。孫思邈認為，要做到醫術精湛，就得大量讀書。除醫學的書之外，還要涉獵五經、三史、諸子等傳統文化的各個方面，這樣才能觸類旁通，真正領悟醫道。

「誠」是指醫生要有高尚的醫德。孫思邈要求醫生對病人要一視同仁，要不避險阻、舉止大方，臨證深思熟慮、無欲無求、安神定志。

「精」與「誠」是醫生必備的精神信仰，反映了儒家的仁義忠恕、佛家的惻隱慈悲、道家的無欲無求，體現出整個傳統文化的核心和精髓。《論大醫精誠》不僅適合於醫學生和醫生誦讀，也適合非醫人士閱讀。

孫思邈的兩部著作中記載了八千多首方子，可謂集唐以前醫方之大成。這些醫方，既有前代醫籍中載錄的方子、自己親歷有效的方子，又有民間驗方、少數民族醫方、國外醫方等，來源廣泛。像今天常用的犀角地黃散、大續命湯、小續命湯、溫脾湯等，都出自以上兩書。又比如今天常用的治療小兒高熱驚風的紫雪丹，就源於《千金翼方》。

　　孫思邈在針灸學方面也有突出的貢獻，他主張針、灸、藥綜合應用，不可偏廢。他說，一個醫生若只懂用針而不會用灸，或者只會用灸而不會用針，只會針灸而不會用藥處方，那麼都不能稱之為「良醫」。這種在臨床上多法綜合應用的主張，在今天看來也是很有意義的。

　　還有，孫思邈提出了「阿是穴」。阿是穴就是病變處最痛的那個部位。舉個例子，有人落枕，脖子、肩特別難受，會找其他人幫忙揉一下、敲一下，總會揉到最疼的一個點，這時他會情不自禁地說：「啊，啊，是，就是這裡。」這個痛點就是「阿是穴」。現在的針灸處方經常會配伍上一個阿是穴，就是來源於孫思邈。

　　孫思邈的成就還遠遠不止這些，其他像在本草、養生、食療及婦科、兒科等方面都有劃時代的貢獻。他在世時就深受百姓景仰，同時也受到皇家看重。唐太宗李世民就曾寫詩稱讚他：「巍巍堂堂，百代之師。」

　　後世經常稱孫思邈為「藥王」，並不是因為他在藥學方面的突出成就，而是因為他對整個醫學的重要貢獻。孫思邈以垂世之行、垂世之著、垂世之方、垂世之言，留下了垂世之名，所以被後世尊奉為「藥王」。

第三章　醫脈傳承

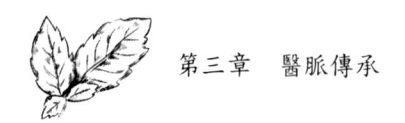

一　王冰注《素問》

自古以來，注經、解經是賡續民族文化的重要形式。中醫的學術傳承也不例外。

《黃帝內經》作為中醫學的奠基之作，在中醫發展史上具有舉足輕重的地位，許多醫家都對其進行過編次校訂。《黃帝內經》由《素問》與《靈樞》兩部分構成，後世醫家分別對其展開注解。這次我們要認識的醫家，是對《素問》傳承做出重大貢獻的王冰。

王冰，籍貫不詳，約生活於唐景雲年間至貞元年間（710-804），相傳曾任太僕令，所以後人又稱他「王太僕」。王冰青年時期喜好養生，得到了道學高人玄珠先生的賞識，跟師學習多年，盡得其傳。為表達對恩師的感念，王冰自號啟玄子，啟於玄珠先生，以此表明自己學術的淵源。

王冰認為醫經《素問》文簡意博，理奧趣深。他潛心研讀《素問》多年，發現由於歷時久遠，雖然不乏授學之人，但是世間通行版本為八卷本，且內容較多紕繆，篇目重疊，前後不一，嚴重地妨礙了對經文的學習。加之受「非其人勿授」觀念的影響，有些老師在傳授時還常有所保留，以至於世人習讀多年不得入其門徑。

王冰目睹此情，立志要改變現狀，讓聖賢的慈惠流傳千古，於是精勤博訪，蒐集資料，歷經十二年之久。他的精誠之心令人敬佩，也得到了師友們的支持與幫助。某天，一位姓郭的先生將王冰邀請到家裡，拿出了自己的老師張公祕傳給他的《素問》珍本。此本較世間通行的版本多了一卷，主要內容是七篇大論。王冰讀後，大為驚嘆，因為他發現新增的這一卷內容全面、條理清晰，與前八卷的內容前後呼應，前八卷中眾多的疑難均可得以解決。於是，王冰把舊藏的版本與新得的版本相互參

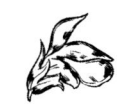

詳，對《素問》進行了一次全面注釋，於寶應元年（762）成書。

首先，他對《素問》原書篇卷次序進行了重新編次。將《素問》中原先放在後面的〈上古天真論〉、〈四氣調神大論〉、〈生氣通天論〉、〈金匱真言論〉集中放在前面，為現所見《素問》的第一至第四篇，講述養生方面的內容；接下來是陰陽相關的問題，即第五篇〈陰陽應象大論〉、第六篇〈陰陽離合論〉、第七篇〈陰陽別論〉；再往下是臟腑相關問題，即第八篇〈靈蘭祕典論〉、第九篇〈六節藏象論〉、第十篇〈五藏生成論〉、第十一篇〈五藏別論〉。

經過這樣的調整以後，讀者可以按養生、陰陽、藏象、診法、病能、經絡、治法等次序來學習和理解《素問》，條理性就更強了。

其次，王冰補入了運氣七篇大論。這七篇大論分別是：〈天元紀大論〉、〈五執行大論〉、〈六微旨大論〉、〈氣交變大論〉、〈五常政大論〉、〈六元正紀大論〉、〈至真要大論〉。運氣學說，是中醫理論中的重要組成部分。其主要內容是在「天人相應」的理論基礎之上，以干支為推演符號，透過十天干建「五運」，十二地支紀「六氣」，探討不同時段的氣化特點以及在天、地、人層面的表現，推斷不同時段氣候變化對疾病的影響。

王冰補注《素問》，使得運氣學說得以流傳，為中醫理論的發展做出了貢獻。此外，王冰在補注《素問》的過程中，表現出了十分嚴謹的治學態度。在具體工作過程中，凡是所新增的字，他一律用「朱書其文」的形式，使古今必分，字不雜糅。

王冰的編次注釋對後世產生了很大影響，同時也是學習《素問》的重要參考資料。宋代林億在校注《素問》序中評價說：「迄唐寶應中，太僕王冰篤好之，得先師所藏之卷，大為次注，猶是三皇遺文，爛然可觀。」

第三章　醫脈傳承

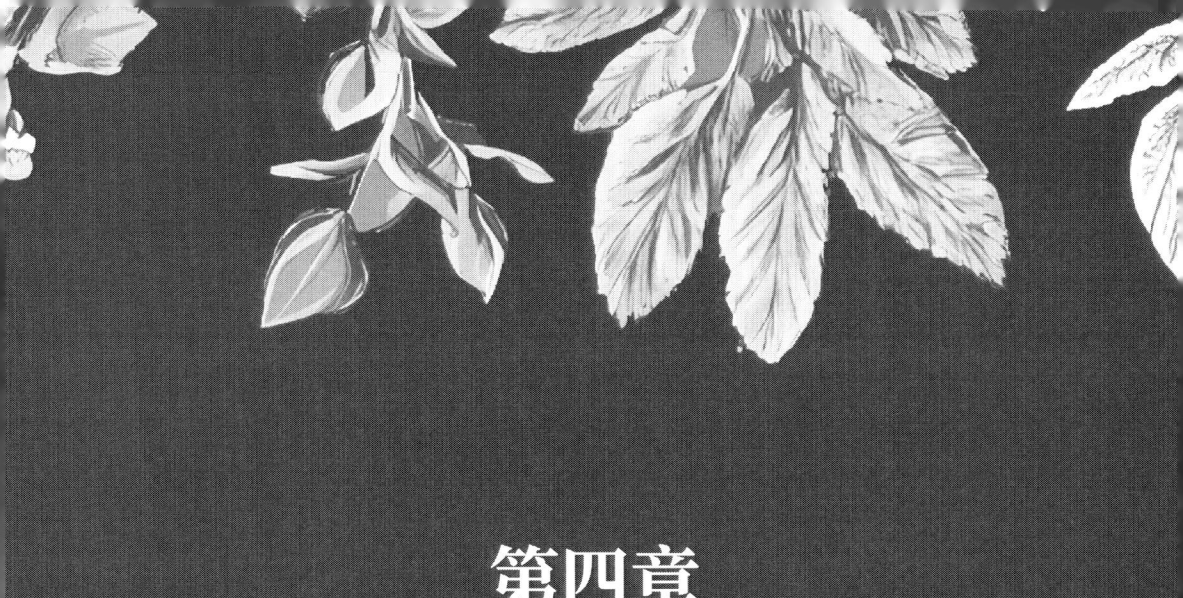

第四章
醫儒交融

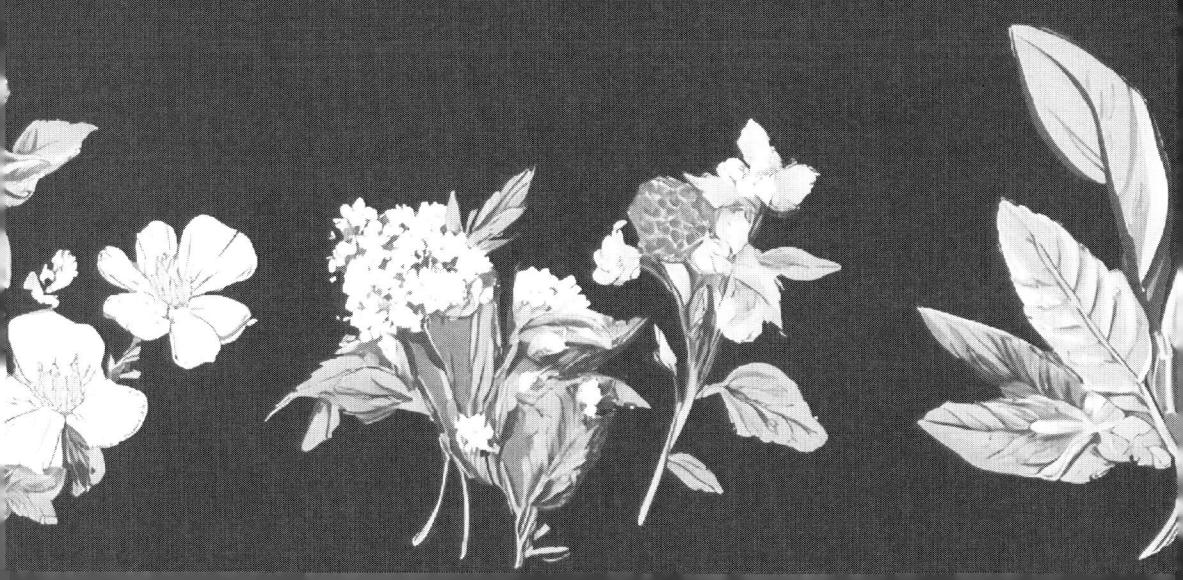

第四章　醫儒交融

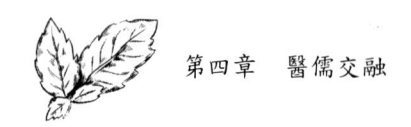

宋代是中國醫學發展史上極其特殊而重要的時期，醫學在這個階段發生了一些新變化。

北宋政治體制與前代相比，文官制度得到充分發展，文官的選拔任用受到重視，士子的社會地位得到提高。科舉制度逐步完善，取士人數較唐代大幅度增加。大量培養儒士的結果，極大地促進了文化、科技的發展。尤其是雕版印刷的盛行，對於文化傳播產生了劃時代的影響。

北宋政府對醫學高度重視，多位皇帝喜好醫學，親自介入多種醫藥學術活動。宋代醫政制度在沿襲唐制的基礎上有所加強，除衛生行政、醫學教育、宮廷醫藥外，更擴展到醫書出版、藥材交易、社會撫卹等領域。

政府重視醫學的具體舉措主要有：一是頒布醫藥相關政令，促進醫學發展；二是成立校正醫書局，專事醫籍蒐集、整理、校勘工作，並雕版刊行多種重要醫學著作；三是創辦國家藥局，建立惠民局、和劑局，嚴格把控藥物品質，推廣成藥，成為世界上官辦藥局的開端；四是以政府的力量編修本草著作，先後編纂了《開寶本草》、《開寶新詳定本草》、《嘉祐本草》三部本草著作，並命蘇頌對全國藥物進行普查，編纂成圖文並茂的《圖經本草》；五是編纂印行《太平聖惠方》、《聖濟總錄》、《太平惠民和劑局方》等大型方書，其中以《太平惠民和劑局方》的影響最為深遠；六是舉行官辦醫學教育，由國家培養和選拔醫學人才。

以上舉措使前代的醫學理論、醫藥經驗，以及主要的醫學著作得以儲存和流傳，推進了中醫學術的發展。若論政府對醫學的重視和推動，宋代在中華民族歷史上是絕無僅有的。

在這種背景下，一部分文人在「不為良相，願為良醫」的思想影響之

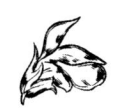

下,進入醫學隊伍成為儒醫。或儒而兼醫,或醫者通儒,形成了從醫群體的新格局。儒醫的出現,改變了醫學從業人員的結構,醫生的文化素質明顯提升,開啟了醫學發展的新局面。儒醫有以下特點:

一是尚仁愛。以仁為本、注重醫德修養是儒醫的重要特徵。

二是重經典。儒醫對於研習醫學典籍特別是四大經典極其重視。宋代湧現出朱肱、龐安時、許叔微、郭雍、成無己等一大批《傷寒論》研究的著名大家,掀起了傷寒研究第一個高潮,體現了儒醫對經典的重視。

三是究醫理。宋代儒學講究格物窮理,推究事物的原委、道理。儒醫擅長對醫理的推求和闡發。比如方劑學,漢唐之時人們注重搜方、集方,方書眾多,方劑數量也相當可觀。然而,當時醫生並不重視對方義的探析,並未很好地將「辨證」與「處方」有機結合起來。宋代醫家對方劑的研究開始轉向用方之理、組方法度,由此開創了方劑研究的新局面。

四是擅著述。儒醫因為知識水準較高,博史通經,善於歸納、總結,長於著書立說。他們喜歡將自己對經典的理解、理論的發揮、臨床的經驗記錄下來,流傳後世,留下了豐富的醫學著作。

儒醫的出現,成為推動宋、金、元醫學發展的重要原因。除傷寒研究的幾位名家外,唐慎微也是著名的儒醫,他在前人本草研究的基礎上,博採經史百家相關論述,並結合自己的臨床經驗,編纂了《經史證類備急本草》,成為宋代本草學的高峰,也是明代李時珍編寫《本草綱目》的藍本。

宋代,解剖學有了一定發展,在屍體解剖方面醫界累積了較多經驗,並保留了一些根據實體描繪的解剖圖譜,較著名的有北宋《歐希範

第四章　醫儒交融

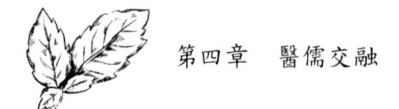

《五臟圖》和《存真環中圖》。此外，《聖濟總錄》對全身骨骼的描述相當全面詳細。

病因學方面，北宋陳言撰有《三因極一病症方論》，將複雜多樣的致病因素歸納為三類 —— 內因、外因、不內外因，這個學說成為後世乃至今天病因學的規範。

診斷學方面，南宋崔嘉彥精研脈學，撰寫了《崔氏脈訣》，以《難經》中浮、沉、遲、數四脈為綱，統領《脈經》24脈，因以四言歌訣寫成，流傳廣泛，影響較大。南宋施發的《察病指南》在脈診的闡發上有突出成就，特別是繪製了33種脈象圖，以圖示脈，別開生面。

北宋錢乙所著《小兒藥證直訣》，總結了小兒的生理、病理特點，提出了兒科用藥的法則和注意事項，並創立了一批兒科名方，被後世奉為幼科之鼻祖。

此外，宋代還出現了世界上第一部比較系統的法醫學專著 —— 《洗冤集錄》，在世界法醫學史上卓然而立，熠熠生輝。

一　喜好醫學的北宋皇帝

有位學者這樣評價：「在中華民族醫學發展史上，要說對醫學關注最多的王朝，當數北宋時期。」對於醫學發展，北宋幾位皇帝功不可沒。

《宋史・太祖本紀三》中記載了這樣一個故事：宋太祖趙匡胤的弟弟趙光義（原名趙匡義，因避諱改趙光義）得了病，病情嚴重，表情痛苦。趙匡胤前去探望他，並親自為他「灼艾」，進行醫治。灼艾就是現代的艾灸。由於燒灼的力度比較大，趙光義疼得直冒汗。趙匡胤看到，十分心

喜好醫學的北宋皇帝

疼，就用艾在自己身上灼燒，要與弟弟同甘共苦，希望以此分擔弟弟的痛苦。趙光義被兄長的關心深深打動了。

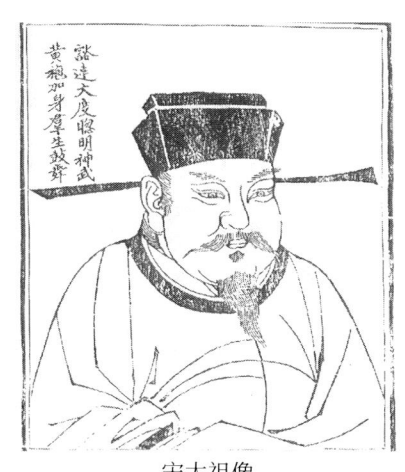

宋太祖像

這個故事後來演變為一個成語「灼艾分痛」，用來比喻兄弟友愛。由此可見，宋太祖趙匡胤不僅知曉醫學知識，還能進行艾灸的實作。

宋真宗趙恆也留下了不少與醫藥相關的故事。比如《本草綱目》(「蘇合香」藥下)就記了這樣一件事：太尉王欽若身體虛弱，氣弱多病。宋真宗賜給他一瓶藥酒，讓他空腹時飲用，說可以「和氣血，闢外邪」。王太尉服藥後「大覺寬健」，第二天向皇帝拜謝。宋真宗說這是蘇合香酒，對於調和五臟、製備方法。群臣紛紛效仿，飲用蘇合香酒盛於一時。

宋仁宗趙禎在位 41 年，是宋代在位時間最長的皇帝，朝中出現了晏殊、韓琦、范仲淹、富弼、包拯、歐陽修等名臣。據《本草綱目》(「赤小豆」藥下)記載，天禧四年 (1020) 前後京都痄腮流行，當時趙禎也出現了耳前腮部腫痛。御醫仔細檢視後，斷定就是感染了疫毒所致的痄腮。御醫採用了內服藥物區域性貼敷膏藥的辦法，但是病情不輕反重。御醫換

第四章　醫儒交融

了一位又一位,但是病情不見好轉。後來有人獻來一首效驗單方(有說是道士贊寧所傳),用赤小豆 70 粒研為細末,用水調成糊狀,外敷在患處。連續治療三天,疿腮居然完全好了。此時的趙禎已經 10 歲左右,這次的經歷對他日後重視醫學應該發揮積極作用。趙禎 12 歲即位,在他執政期間,開創性地實施了多項推動醫學發展的舉措。鑄針灸銅人、成立校正醫書局等對醫學理論的總結、傳播發揮了極其重要的推動作用。

宋仁宗是一代明君,他性情寬厚,勤政愛民。皇祐元年(1049),京師疫病流行,老百姓患病去世者眾多。宋仁宗命令太醫院盡快調製防治藥物,配製藥物時要用到犀角。太醫在蒐集來的藥材中發現了「通天犀」。通天犀是一種上下貫通的犀牛角,古人視其為無價之寶。仁宗的貼身侍衛李舜想留下,供皇帝以後使用。宋仁宗知道後,堅決拒絕:我怎能將珍奇之物看得比百姓的生命還重要呢?要求太醫將犀角打碎入藥,盡快將藥發放到百姓手中。《宋史·仁宗本紀》歷數他在位期間的眾多成就後,稱讚他的一生,著實無愧於一個「仁」字。

宋代皇帝中醫學造詣最高的,莫過於宋徽宗趙佶。徽宗自幼愛好筆墨丹青、騎馬射箭、蹴鞠,對醫學也有著濃厚的興趣。宋徽宗執政之前,宋代醫官沒有專門的官階,地位低下。政和年間,詔令單列 22 層醫官官階,分別授予「大夫」、「郎」、「翰林」等不同品秩,大大提高了醫官的地位。「大夫」、「郎中」成為後世對醫生的稱謂,即源於此。

徽宗非常重視醫學教育,於崇寧年間設定「醫學」,改革醫學教學與考核措施,提高醫學校的社會地位,吸收儒生學醫,為醫學教育的發展做了的發展發揮了正向的作用。宋徽宗不僅重視醫學,而且深入研究醫學,並有很深的造詣,他曾親自編寫《聖濟經》。這是中國唯一一部由帝

王本人署名編撰的醫學著作。徽宗在位期間將《聖濟經》頒於天下，作為太學和醫學學習、考試的教材。《聖濟經》上遵《內經》之義而闡釋其要、發明《內經》之妙，並對前賢諸多名家理論進行整合，論述了陰陽五行、天人關係、孕育胎教、臟腑經絡、食療養生等理論內容。

《聖濟經》流傳較廣且未有散佚，清人陸心源刊行《十萬卷樓叢書》時收錄《宋徽宗聖濟經》，得以流傳至今。《聖濟經》流傳期間，諸多醫家吸收發揮了運氣學說、法象藥理以及兒科理論，推動了宋以後乃至於今天的中醫學發展。

此外，宋徽宗還組織編纂了大型方書《聖濟總錄》，全書200卷，收方近20,000首，儲存了大量理論與經驗。

校正醫書局

北宋初，政府頒布了「訪求醫書詔」，於各地求購醫書。經過一段時間的累積，朝廷藏書達到了一定數量，但是部分書籍的品相殘破嚴重。嘉祐二年（1057），樞密使韓琦上書朝廷，指出醫書存在的嚴重問題，並建議派專人進行編修。宋仁宗採納了他的建議，詔令在編修院成立校正醫書局，任命直集賢院、崇文院檢討掌禹錫，祕閣校理林億、張洞、蘇頌等為校正醫書官，後又命高保衡、孫奇、孫兆為校正。這些編修人員博學多才、涉獵廣泛，在多個領域均有突出成就。

掌禹錫，早年以進士授道州司理參軍，歷任屯田員外郎，集賢院校理，直集賢院、崇文院檢討，直祕閣學士等職，官至太子賓客。他博學多聞，曾修撰《皇祐方域圖志》、《地理新書》等，是著名的地理學家，同時兼通醫學。

第四章　醫儒交融

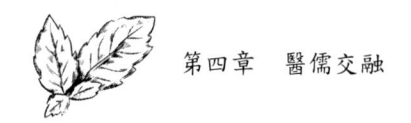

　　林億以賦詩應試而被錄入，為翰林學士，才學出眾，並精通醫藥。

　　張洞以擅文著稱，歷任水軍判官、祕閣校理、尚書祠部員外郎、度支員外郎、江西轉運使等職。

　　蘇頌，曾任館閣校勘，後調升國史館集賢院校理，對於經史、諸子百家、圖緯、律呂、星宮、數學、山經、本草無所不通。

　　高保衡，官國子博士，職封朝奉郎。因為治政有方，曾多次受到皇帝嘉獎。同時精通醫理，熟諳方藥。

　　孫奇和孫兆兄弟二人，是尚藥奉御孫尚之子。兩人均是進士及第，精通醫道。孫奇任朝奉郎，孫兆曾任尚藥奉御、殿中丞。特別是孫兆，對醫學經典有深入研究，醫術高明，聲名遠播，曾著有《素問注釋考誤》、《傷寒方》、《傷寒脈訣》、《孫兆方》等書，可惜都散佚了。

　　校正醫書局的工作流程十分嚴謹，共分為「主校」、「覆校」和「補校」三個環節。比如《嘉祐補注本草》是由掌禹錫主校，《傷寒論》、《金匱玉函經》、《金匱要略方論》由孫奇主校，《重廣補注黃帝內經素問》由林億主校，《外臺祕要》由孫兆主校。「覆校」是在主校基礎上再次進行核對，「補校」是對主校的補充。像孫奇主校的三部醫書，透過校勘注文和落款的標注，可知是由林億進行補校，高保衡、孫兆、林億三人進行了覆校。

　　由於校勘人員水準高，校勘過程又十分嚴謹，校正醫書局的校勘成績是很突出的。單是對《素問》一書，就改正了錯誤六千多字，增加注解釋義兩千餘條。

　　每一部書校勘完成，都要上奏朝廷，並由林億等為之作序，再由國子監頒行，雕版刊行。最初刊印的是大字本，字大、疏朗、美觀，但

是費版、費紙、費墨。由於成本高，導致書價高，平民醫生往往無力購買。

看到這種情況，校正醫書局奏請皇帝，請求刊印小字本。著名的《傷寒論》，就是在英宗治平二年（1065）刊行的大字本基礎上，哲宗元祐三年（1088）刊印了國子監小字本和浙路的小字本。《脈經》、《千金翼方》、《金匱要略》、《嘉祐補注本草》、《圖經本草》等都先後刊行了小字本。小字本的出現，節約了成本，使醫籍迅速流傳開來。

校正醫書局的工作歷經 10 年，約在 1061 至 1077 年陸續刊行了《嘉祐補注本草》、《圖經本草》、《素問》、《傷寒論》、《金匱要略》、《金匱玉函經》、《脈經》、《針灸甲乙經》、《備急千金要方》、《千金翼方》、《外臺祕要》共計 11 種。

校正醫書局的工作，使一些重要的醫籍免於亡佚的噩運而被儲存下來，還對醫學理論進行了整理和規範，極大地促進了醫學理論的繼承和傳播，為後世醫學的發展做出了不可磨滅的貢獻。

一 宋代醫官的培養

宋代的醫生主要可分為兩大類，即醫官和民間醫生。學醫的途徑有家傳、跟師及官辦醫學教育。其中，官辦醫學教育是朝廷培養醫官的主要途徑，類似於我們今天的醫學院校。

今天要想進入醫學院校學習，必須透過選拔。宋代官辦醫學教育的入學方式比現在要複雜得多，學醫的年齡要在 15 歲以上，達到年齡，先遞交「家狀」，即姓名、家世出身和履歷，相當於今天的「履歷」。「履

第四章　醫儒交融

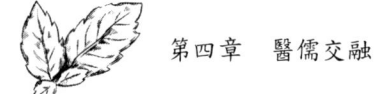

歷」投到太常寺，還要有「保薦」和「結保」。「保薦」由現任官員作為擔保人，如有差錯擔保人要連坐；「結保」是學生之間互相擔保監督，若一人有事，保內的人均有責任。

透過上述的選拔步驟，有志學醫的人就成了「預科生」，具備了聽課學習的資格，他們要在太醫局聽課至少一年。如果上一級學生有缺額，再透過考試選拔補缺。考什麼呢？據《素問》等經典著作擬定問答題十道，答出五道為合格。其他題目根據分科不同而有差異，比如針科、方脈科的考題是不一樣的。這一次入學考試稱為「補試」。經考試合格，就成為正式醫學生 —— 局生。

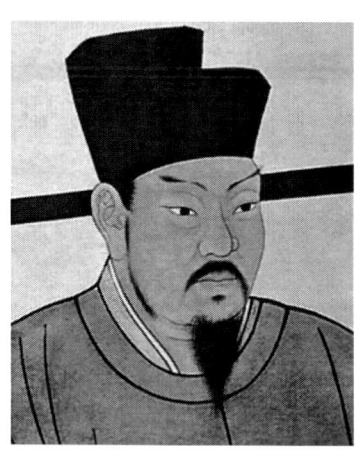

王安石像

那麼入學以後，怎麼學習呢？先說專業（分科）與課程設定，以宋徽宗崇寧二年（1103）為例。當年醫學分為三大科：方脈科、針科和瘍科。方脈科包括大方脈、小方脈和風科。大方脈相當於今天的內科，小方脈相當於兒科。針科包括針、灸、口齒、咽喉、眼、耳科，相當於今天的針灸科和五官科。瘍科相當於今天的外科。

不管學哪一科，都要學習必修公共課程：《素問》、《難經》、《諸病源候論》、《嘉祐補注本草》、《千金要方》，內容涵蓋了中醫理論、病因、本草、方劑，體現出課程設定體系的完整性。分科不同，又有針對性的專業課程，如方脈科要加習《脈經》、《傷寒論》；針科學生要加習針灸著作《針灸甲乙經》、眼科著作《龍木論》等。

學習過程採取「三舍」升降制。「三舍法」是王安石變法中教育方面的一大改革，最初是針對太學生的，後來也引入醫學教育中。主要特點是分級教學，將太醫局的學生分為外舍、內舍和上舍，剛入學的是外舍，一年以後合格的升為內舍；內舍學習兩年，合格的升為上舍；上舍再學兩年畢業。由外舍升內舍、內舍升上舍，都是以考試名次為先後，更新率都不超過三分之一。

當時的考試大致分為理論考核和臨床考核兩大部分。

理論考核，每月一次私考，每年一次公考，考試成績分優、平、否三等。成績優、平者，外舍升補內舍，內舍升補上舍。考試的內容有墨義、脈義、大義、論方、假令、運氣六大類。

墨義，考記問之博，也就是經典的背誦能力。

脈義，考察脈之精，也就是診脈的能力。

大義，考天地之奧、臟腑之源，也就是基礎理論水準。

論方，考制方佐輔之法，也就是處方用藥的水準。

假令，考症候方治之宜，即模擬的病案題。

運氣，考五運六氣，即當年的運氣分析。

當年的試題還保留在《太醫局諸科程文格》一書中。

第四章　醫儒交融

考核還非常重視臨床實踐和醫療技術。臨床考核的依據是「印歷」，相當於今天的病歷，據此考核診療的得失。內舍和上舍的學生必須有臨床實踐，要為武學、律學等非醫學專業學生，以及各營將士診治。填寫統一印發的印歷，要求在印歷上詳細、真實地記錄診療的經過和治療效果。

年終根據療效高低分為三等，十人全部治好的為上等，十人治好了九人為中等，十人治好了八人為下等。如果十人有三人無效，視為不合格，要降等級。如果十人治療有效的不足五人，就開除學籍。

學習過程中，不僅有懲戒措施，還有激勵措施。上等，月給錢十五千，不超過二十人；中等十千，不超過三十人；下等五千，不超過五十人。這裡所說的月錢，大概類似於今天的獎學金。能夠拿到獎學金的合起來只有一百人，意味著另外三分之二的學生只供食宿，沒有月錢。何況，還有末位淘汰制，成績太差會受到懲罰，並面臨降級、退學的危機，競爭壓力之大可想而知。

宋朝十分重視醫學考試，宋徽宗時醫學生曾一度與儒學生一起參加殿試，重視程度於此可見一斑。宋代的醫學教育對當代醫學教育依然有著重要啟示。

一　針灸銅人

在日內瓦的世界衛生組織總部，有一具銅人雕塑，默默地「講述」著中國傳統醫學的「古意新象」。這具銅人的前身是北宋時王唯一設計鑄造的天聖針灸銅人。

針灸銅人

　　北宋仁宗皇帝對針灸非常重視，認為這是關乎人命的大事。他發現，當時流傳的針灸書，以及《黃帝明堂偃側人圖》一類的針灸圖譜，因為年代久遠，反覆傳抄，有不少的缺漏和錯誤，經絡、腧穴部位的標示也有些紊亂。如果在臨床操作中，對腧穴、經脈的定位出了差錯，不僅治不好病，還有可能危及生命。所以，仁宗皇帝把糾正針灸書中的錯誤、規範經絡和腧穴作為當務之急，任命翰林醫官王唯一來完成此項任務。

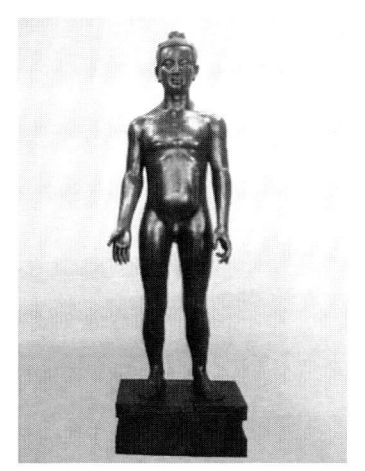

重鑄天聖針灸銅人

　　王唯一（約987-1067），著名針灸學家。曾任太醫局翰林醫官、朝散大夫、殿中省尚藥奉御等職，歷任仁宗、英宗兩朝醫官。天聖四年（1026），王唯一編撰完成了《銅人腧穴針灸圖經》（簡稱《圖經》），確立了人體657個腧穴的定位，還畫有3幅經絡圖。《圖經》有說、有圖，便於臨床應用，加上又是官府頒行，所以很快成為宋代針灸學教育和臨床取穴的規範，還做成了碑刻，以便流傳。

　　然而，宋仁宗看後，仍不滿意，他覺得還不夠直觀，要求活靈活現地將經絡和腧穴呈現再來。王唯一反覆思考，想到了前人曾鑄有人體經

第四章　醫儒交融

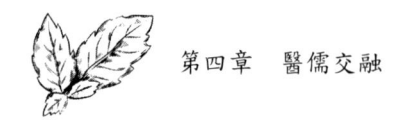

脈模型，於是就有了一個精妙的構思。

天聖五年（1027），由王唯一主持、設計，能工巧匠們鑄成了兩具一模一樣的針灸銅人。因為當時年號為「天聖」，所以後來人們稱其為「天聖針灸銅人」。

天聖針灸銅人由青銅鑄成，身高和青年男子相仿，面部俊朗，體格健美。頭部有頭髮及髮冠，上半身裸露，下身有短褲及腰帶。人形為正立，兩臂自然下垂，掌心向前。銅人中空，被澆鑄為前後兩部分，前後兩組青銅鑄件利用特製的連線並插起來，連綴為一體，可以拆卸組合。內部藏有臟器，拆卸後可看到體腔內有木雕的五臟六腑和骨骼。銅人體表刻有穴位，共有 657 個。最妙的是，所有的穴位都鑽鑿有小孔，與體內相通，體現了當時較高的人體美學水準和鑄造工藝。

天聖針灸銅人可以使人立體地、直觀地了解穴位的正確位置，對經脈、腧穴的疑問渙然冰釋。更了不起的是，它還能用於醫學考試。

宋代每年都在醫官院進行針灸醫學會試，考試前，考官在銅人體表塗上黃蠟，這樣銅人體表標示的經脈、穴位就全部覆蓋住，應試者就無法看到了。然後將水（一種說法是水銀）注入銅人體內，考生只能憑所記知識和經驗下針，一旦準確地刺中穴位，水就會從穴位中流出，這個奇特的現象被稱為「針入水出」。反之，如果取穴不準確，針灸有偏差，那肯定是扎不進去的。

天聖針灸銅人既是古代精密的醫學模型，也是形象實物教學法的重要發明，是教育史上的創舉。

天聖針灸銅人除了用於針灸教學外，還被用於針灸學的普及與推廣。所以兩具銅人，一具放在朝廷醫官院，用於學醫者觀摩練習以及考

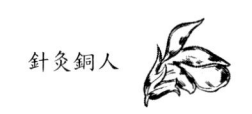

試用；另一具與碑刻《圖經》一併放置在京城大相國寺的仁濟殿，供醫者、百姓前來參觀、學習。

天聖針灸銅人的珍稀奇妙，似乎注定了它們的命途多舛。百年後，劫難降臨了。

靖康元年（1126），金兵大舉南侵，攻破北宋的都城汴京，大肆掠奪奇珍異寶。這兩具銅人，一具不知所終，另一具歷經輾轉，落到了蒙古人手中。由於磨損嚴重，元中統元年（1260），元世祖忽必烈命尼泊爾工匠阿尼哥修復天聖針灸銅人。

明英宗時，又命工匠在天聖針灸銅人的基礎上複製了一具針灸銅人，當時年號「正統」，被稱為正統針灸銅人。

清光緒二十六年（1900），藏於太醫院的正統針灸銅人被俄國人掠走。太醫院醫官為了彌補這個損失，於光緒二十八年仿造了正統針灸銅人，後稱「光緒針灸銅人」。這具銅人高182公分，雕刻腧穴664個。雖然鑄造工藝也算得上精湛，但是沒有內臟部件，也沒有胸腹中空、穴位與內相連的設計，遠不及天聖針灸銅人精巧，失去了作為教具、考具的功能。不能不說，天聖針灸銅人的遺失，是歷史的遺憾。

明代高武曾針對男、女、兒童不同的骨度分寸，分別鑄造了3具針灸銅人，為學習和研究針灸提供了新的視角；清代官方編纂的《御纂醫宗金鑑》成書後，乾隆皇帝為獎勵編纂人員，曾鑄造了一批針灸小銅人，編修者除官升一級、獎書一部外，還可得到一個小銅人。

今天，針灸銅人已成為中國傳統醫學的象徵。

第四章　醫儒交融

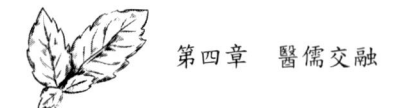

一　編了二百年的《局方》

《太平惠民和劑局方》為宋代太平惠民和劑局編寫，是第一部由官方主持編撰的成藥配方，與《太平聖惠方》、《聖濟總錄》並稱為宋代官修三大方書。

這部書的成書過程，還要從王安石變法說起。

宋神宗熙寧年間，王安石推行市易法，國家壟斷藥物出售。針對當時一些藥商製造、販賣假藥的惡劣情況，創辦熟藥所專門加工成藥，由國家實行醫藥購銷專賣。並實施藥物售價分級制度，按照民眾的生活水準規定不同的售藥價格：生活困苦的窮人國家無償送藥，尋常百姓可以低價購藥，而對於達官貴人，國家則按正常價格出售。

為了保證群眾用藥的品質與療效，元豐年間，宋神宗下詔，遍訪天下名醫，徵集民間驗方，經太醫局稽核篩選，擇優謄錄彙輯，使之流傳於世。

這正是國家編撰成藥方書的由來。元豐八年（1085），由政府組織編著的成藥方書告竣，取名為《太醫局方》，共 3 卷。

隨著醫療衛生體系的變革，熟藥所改置於諸路會府，加工成藥的權力下移，《太醫局方》應用也更加廣泛。

宋徽宗大觀年間，朝廷發現《太醫局方》在傳抄的過程中存在許多錯誤，於是展開校訂該書的工作。詔命陳師文等人勘誤《太醫局方》，書成之後，更名為《和劑局方》。此時全書篇幅增加至 5 卷，分 21 門，收錄 297 方。

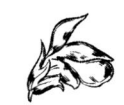

《四庫全書》收錄的《太平惠民和劑局方》

靖康之變後，部分宋室南遷至臨安，再次調整國家管理機構。紹興十八年（1148）將熟藥所更名為「太平惠民局」。3年後，宋高宗再次下詔，對《和劑局方》進行勘誤、增補。這次修訂，增加了《紹興續添方》的內容，並更名為《太平惠民和劑局方》。

宋理宗寶慶、淳祐年間，朝廷又組織人員將〈寶慶新增方〉、〈淳祐新添方〉、〈續添諸局經驗祕方〉等內容加入《太平惠民和劑局方》中。這次工作完成後，《太平惠民和劑局方》才算定稿。

從宋神宗元豐八年（1085），到宋理宗淳祐年間（1241-1252），跨越兩宋，歷時約160年，加上前期累積，本書編撰長達200年左右，也算編撰史上的奇蹟。

今天我們所見的《太平惠民和劑局方》（簡稱《局方》），全書共10卷，另附指南總論3卷。按疾病分類彙總成藥方劑，包括諸風、傷寒、一切氣、痰飲、諸虛、痼冷、積熱、瀉痢、眼目疾、咽喉口齒、雜病、

第四章　醫儒交融

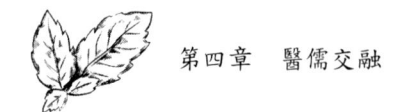

瘡腫傷折、婦人諸疾及小兒諸疾，共14門，載方788首，詳細記述了方劑的藥物組成、主治功效、配伍原理及具體製備方法。

《局方》收錄了許多著名方劑，被後世廣泛應用。如「傷寒」門中的香蘇散、川芎茶調散、藿香正氣散，「一切氣」門中的平胃散、四君子湯，「痰飲」門中的二陳湯、人參定喘湯等。還有大家耳熟能詳的逍遙散、十全大補湯，都經由這部書保留下來。今天喝的藿香正氣水，就是由藿香正氣散製成的。

《局方》還有一個非常突出的特點，那便是重視成藥的製作與應用。這與當時人們的用藥習慣有關。因為成藥具有攜帶方便、價格低廉、易於儲藏等優點，深受人們喜愛。書中成藥劑型如丸劑、散劑等占據一半以上的篇幅，並且其他劑型也有被製成成藥的記錄。因此，這本書也被後世譽為中華民族藥學史上第一部成藥製劑規範。

目前，《局方》的許多方劑為中醫學院校《方劑學》課本的重點內容，在臨床實踐中也被廣泛應用，是研究中醫學、中藥學的必讀書籍之一。

一　蘇頌與《圖經本草》

被李約瑟（Joseph Needham）稱讚為「中世紀最偉大的博物學家和科學家之一」的蘇頌，是北宋傑出的政治家、天文學家、醫藥學家、博物學家。

蘇頌（1020-1101），字子容，泉州南安人。

蘇頌出身官宦之家，從小跟隨父親讀書，勤奮好學，聰穎過人。宋慶曆二年（1042），蘇頌與王安石同榜高中進士，最初擔任宿州觀察推

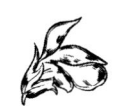

官。皇祐五年（1053），蘇頌擔任館閣校勘，開啟了校正和整理古籍的生涯。嘉祐二年（1057），蘇頌改任集賢校理、校正醫書官。

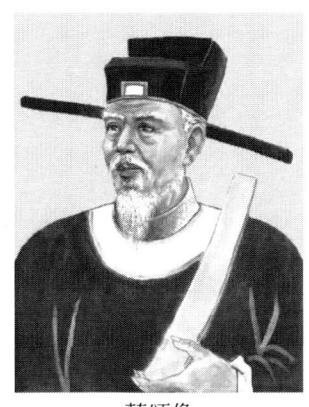

蘇頌像

他利用編纂書籍的機會，博覽祕閣藏書，為後來的研究工作奠定了堅實的基礎。後來，蘇頌出任江寧、潁州、杭州、開封等地方的官員，治績斐然，又任刑部尚書、吏部尚書直至掌握全國行政大權的宰相，為仁宗、英宗、神宗、哲宗、徽宗五朝重臣。

蘇頌是一位知識淵博、在多個學科領域都有所成就的博物學家。「經史、九流、百家之說，至於圖緯、律呂、星官、山經、演算法，無所不通。」在天文學和中醫藥學上的貢獻尤其突出。

元祐元年（1086）至四年，蘇頌與韓公廉等人製造了世界上最古老的天文鐘「水運儀象臺」，是世界上最早的水運鐘錶的擒縱機構，向全世界證明了鐘錶的發明權不是屬於歐洲，而是屬於中華民族。李約瑟評價說：「蘇頌的時鐘是最重要、最令人矚目的。它的重要性是使人認識到第一個擒縱器是中華民族發明的，那恰好是在歐洲人知道它以前六百年。」從水運儀象臺可以反映出中華古代力學知識的應用已經達到了相當高的水準。

第四章　醫儒交融

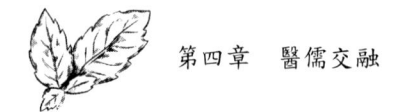

蘇頌任校正醫書官後，奉命參與編寫《嘉祐補注本草》。由於中華民族藥材品種較多，使得中藥的種類日益繁雜，難免出現真偽難辨、同名異物、同物異名、品種混雜等現象。針對上述情況，蘇頌發動醫生和藥農採集標本、繪製藥圖，並寫出詳細說明，為糾正藥物的混亂與錯訛做出了重大貢獻。經過四年的艱苦努力，終於在嘉祐六年完成了《圖經本草》的編纂。

《圖經本草》以藥物為主線，上涉天文，下至地理，中及人事，充分反映出蘇頌的學識淵博。

圖文並茂的《圖經本草》在藥物學上有重大價值，是中華民族醫藥發展史上承前啟後之作。它在前代藥圖散佚殆盡的情況下誕生，對歷代本草的糾謬訂訛做出了新貢獻，特別是使過去無法辨認的藥物得以確認。此次普查也擴大了藥源，使藥物的應用更加廣泛。它對每味藥物的產地、性狀、鑑別、採收時節、炮製方法、功用等都有詳細記載。同時，《圖經本草》在生物學與冶金技術上也有較大貢獻。

蘇頌在本草編撰、天文儀器研製、星圖繪製等方面，成績顯赫，站在了時代的前列；其為官五十餘年，公正清廉，忠君愛民，一生為科技進步和社會發展做出卓越的貢獻。他在科學上的開拓進取和創新精神值得後人學習。

一　兒科聖手錢乙

大約在北宋明道元年（1032），鄆州醫生錢顥家男嬰出世。父親為孩子取名錢乙，字仲陽。錢乙家是吳越王錢俶支系，北宋統一中原後錢乙

的祖父遷鄆州定居，他這一支從王族淪為平民。錢乙3歲時，他的母親染病身亡，其父錢顥整日茶飯不思，哀痛不已，後來不辭而別，說是去東海求仙。年幼的錢乙被姑母收養，他的姑父精於醫術，因膝下無子，姑父將他視如己出，不光調養了他的身體，送他進私塾讀書，還向他傳授醫術。

時隨姑父行醫侍診，他也認真觀察，在姑父的悉心指導下，20歲時便正式懸壺開業，29歲時已小有名氣。但是這時姑母病重，離世前告訴錢乙他的身世。錢乙聽聞震驚不已，回想多年來姑父母對自己的疼愛，內心更是感動不已，他叩謝了姑父母的養育之恩，也更加精心地侍奉姑母直至其病逝。

安葬了姑母後，他對姑父說想要去尋訪自己的父親。姑父提醒說，他的父親20多年沒有下落，想尋得恐怕不是一件易事。但是錢乙表示心意已決，姑父雖不放心，但是也只好答應了他的請求。在之後的好幾年時間，錢乙行走四方，以醫為生，同時也四處尋訪著自己的父親。但是他隔一段時間就會回到家鄉，看望自己的姑父。大約是他第九次出尋時，他打聽到了父親的下落。父子相見抱頭痛哭，但是錢顥以閒散慣了為由不肯回家。後經錢乙多次迎請，他的父親才回到家裡。又過了七八年，他的父親與姑父相繼過世，錢乙用相同的規格厚葬了兩位老人。錢乙尋父的事不脛而走，被譽為佳話，寫進了詩詞歌賦中。

錢乙的醫術精湛，尤其精於兒科。宋神宗元豐年間，皇室長公主的女兒病重，經太醫多次診治均不見效。眼看病情一天天加重，有人向長公主推薦了民間醫生錢乙。錢乙檢視病人後認為是洩利，只因其素來體質嬌弱，正氣不足，邪氣戀而不去。於是便在原來服用的藥方基礎上，稍做了加減。

第四章　醫儒交融

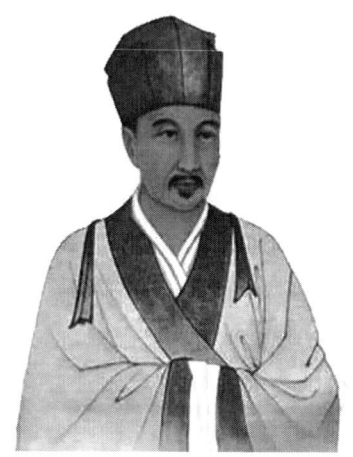

錢乙像

　　錢乙診完病人回到住處沒多久，剛要休息片刻，心急如焚的駙馬爺便上門來催問何時能好。錢乙說等病人身上出了疹子病就好了。駙馬聽後並不信服，認為這個土郎中口出狂言，忍不住怒斥了錢乙一番。錢乙不急不躁，也沒有申辯。次日晚病人果然出了疹子，又服藥幾天後便痊癒了。錢乙神奇的醫術一下子傳遍了京城，宋神宗獲知後授錢乙為翰林醫官，賞賜六品

　　不久，皇子儀國公突發疾病，嘔吐不止，之後又出現了手足抽搐，眾醫官束手無策，長公主極力推薦錢乙。宋神宗恩准後，錢乙被召進宮，他仔細觀察了皇子的病情，提出要用黃土湯為皇子治病。皇帝聽後十分疑惑，太醫們也認為，用黃土治病，恐有辱皇子尊貴之軀。錢乙看出了眾人的疑慮，解釋道：殿下的疾病是肝風太過克制脾土，黃土湯具有溫陽健脾的作用，脾土健則抑制腎水，腎水被抑則生木的力量減弱，從而發揮平肝風扶土的作用。

　　方子中的黃土，又叫「灶心土」、「伏龍肝」，是傳統土灶內被燒得

焦黃的土塊，在拆修土灶時，將被燒成結塊的土取下，用刀削去焦黑部分和雜質，就是藥用黃土，早在東漢末年張仲景《金匱要略》中就有黃土湯的記載。灶心土因久經灶火烤炙，有溫陽健脾、養血止血的功效。皇帝聽了錢乙的解釋，讓他放手去治。很快，皇子的病就痊癒了。宋神宗大喜，充分認可了錢乙的醫術，便提拔他當了太醫丞，並賜紫衣金魚袋。從此錢乙名聲大噪，上至皇室官宦，下至庶民百姓，都爭相邀請他診治。

錢乙在太醫院任職期間，大量閱讀古代醫書，博採眾家之長，而且他為人正直寬厚，逐漸得到了太醫院醫官們的認可。在與醫官們的交流切磋中，錢乙的醫術更快的提升了。在太醫院任職兩年後，錢乙厭倦了與皇親高官們的交往，便以身體有病為由辭去官職。

之後，他在京城掛牌行醫，求診者絡繹不絕。其間曾診治一位出疹子的小兒，他對孩子的家長說，這個病不用服藥也能痊癒。當時病孩的弟弟也跟著來到了診室，錢乙指著那個小的說，這娃娃過幾日恐怕會暴病。那家人看到自己的孩子毫無異常，就認為錢乙是虛張聲勢，來詐取錢財，所以沒有搭理他。沒想到，過了兩天，那小孩就忽然驚癇發作。他的家人趕快請錢乙前來診治，三天後痊癒了。大家向錢乙請教，他是如何能未卜先知的，他說那天小孩面如火色，兩眼直視，這是心肝熱盛，易發驚風的前兆，所以推測其必病。

透過長期的臨床實踐並結合自己的經驗，錢乙總結出了小兒生理、病理的特點，在醫理、方劑、藥物、治法上提出了系統的觀點，寫下了不少著作，如《傷寒指微論》、《嬰孺論》、《錢乙小兒方脈》、《小兒藥證直訣》、《錢氏小兒方》、《斑疹方》等，如今存世的只有《小兒藥證直訣》

第四章　醫儒交融

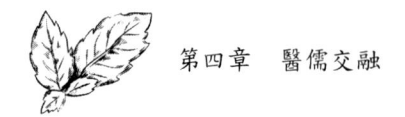

一書。《四庫全書總目提要》曾評價他：「小兒經方，千古罕見，自乙始別為專門，其書亦為幼科之鼻祖。後人得其緒論，往往有回生之功。」

「錦囊妙計」療頑疾

《三國演義》第五十四回寫道，劉備去東吳成親之前，諸葛亮交給趙雲三個錦囊，內藏三條妙計，囑咐他到危急時刻一一開啟。這就是「錦囊妙計」這個成語的由來。在中醫歷史上，有人也曾用「錦囊妙計」治病。

北宋時，資政殿大學士宇文虛中的父親宇文邦彥患有嚴重的風毒症，請唐慎微診治，不到一個月就治好了。但是唐慎微預料他的病會復發，於是呈上一「錦囊妙計」。唐慎微預先寫好一封信，並注明開啟的時間。到開啟之時，宇文邦彥的風毒果然復發，他開啟信後，只見上面寫了三個方子：第一方治療風毒再作，第二方治療風毒發展為瘡瘍，第三方治療風毒上攻、氣喘咳嗽。宇文邦彥按方服用後，病即痊癒。

這位施錦囊妙計治病的唐慎微（約 1056-1136），字審元，蜀州晉原人，宋代著名的醫藥學家。

唐慎微出身醫學世家，自幼受到薰陶，又刻苦學習，很年輕就有精湛的醫術。他治病百不失一，療疾如神。

唐慎微醫術高明，為蜀中達官顯貴推重，但是他不擺架子。對於上門求診者，不分貴賤，出診時，不管窮富，有請必到，不避寒暑，盡心救治病人。

「錦囊妙計」療頑疾

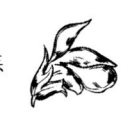

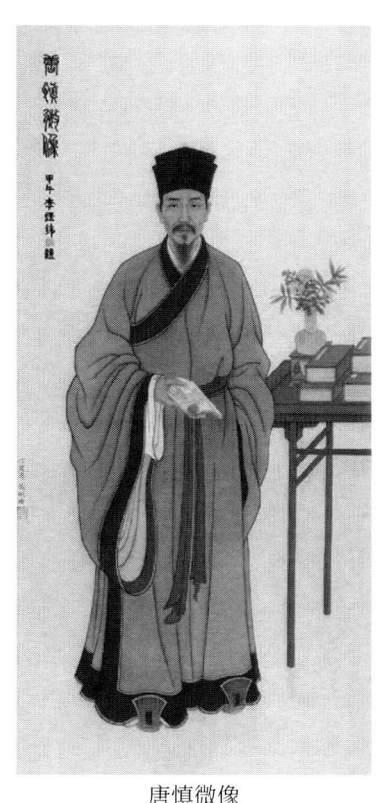

他行醫時有一個規矩，為讀書人診病可以不收報酬，只需他們幫助收集祕驗名方。這個新奇的方法深得讀書人的歡迎，他們在看各種書籍時，只要發現一個藥名、一個良方，就抄錄給他。天長日久，唐慎微收到的方子有兩尺厚，為檢驗這些方子和藥物的效果，他盡量多地為患者診病。經過長時間的累積，唐慎微掌握了大量的醫藥資料。

為了把所掌握的知識奉獻給社會，唐慎微在《嘉祐補注神農本草》、《圖經本草》等書的基礎上，博採經史百家、佛家、道藏、域外著作等有關本草的論述，結合自己豐富的實踐經驗，最終編纂了藥物學鉅著《經史證類備急本草》（簡稱《證類本草》）。全書 32 卷 60 多萬字，收載藥物 1,558 種，附驗方 3,000 多首，開創「方藥對照」研究的先河，成為後世本草學著作編寫的範例。

唐慎微像

因採用集錄式的編撰方式，《神農本草經》、《本草經集注》、《新修本草》、《炮炙論》、《開寶本草》、《海藥本草》等已散失的珍貴本草文獻的主要內容，都因《證類本草》得以儲存下來，為後世的輯復工作提供了重要基礎，後世的很多本草書的編撰也都是以此為基礎。李時珍對這部書評價很高，《本草綱目》的編著也以此為藍本。他在〈本草綱目序例〉中說，使諸家本草及各藥單方，垂之千古不致淪沒者，都是唐慎微《證類本草》

第四章　醫儒交融

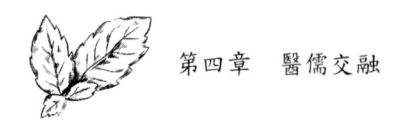

的功勞。

唐慎微熱愛醫學事業，不為官祿所動，當他完成《證類本草》的編著之後，尚書右丞蒲傳準備為他請官，唐慎微堅決地謝絕了，仍然潛心於醫業。後來還把他的兩個兒子和一個女婿都培養成為蜀中名醫。

《證類本草》總結了宋以前的藥物學成就，是中華本草史上的一座豐碑。刊行後，政府多次進行增補、重訂、重刻，並頒行，成為私著官修的本草著作。此後，該書流傳至日本、北韓等地，影響甚廣。唐慎微以一人之力為後世立下不朽之功，是當之無愧的醫藥大家。

成無己首注《傷寒論》

北宋靖康二年（1127），金兵攻占都城汴京，擄走了宋徽宗、宋欽宗，北宋至此滅亡。這就是歷史上著名的「靖康之變」。

覆巢之下焉有完卵。在那個風雨飄搖的時代，大批的宋朝子民被陸續俘往北方做奴役，其中就有一位年逾古稀的老醫生，他就是聊攝的成無己。

大約1063年，成無己出生於一個醫學世家，他自幼聰慧過人，儒、醫兼修。行醫之後，樂善好施，醫術精湛，深受鄉里愛戴。

1142年成無己著成《傷寒明理方論》四卷，但是他沒有按照當時著書的通行體例在書跋中記錄完成時間。後世學者透過研究，揭開了其中玄機。原來這是因為，書成之時聊攝已經淪陷為金國之地，按照朝廷的法典，要記時間就必須以金人的「皇統」紀年。為此，成無己乾脆不題時間，以示不忘故國之意。

成無己首注《傷寒論》

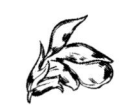

大約 1155 年，年近九旬的成無己被金國權貴挈掠至上京臨潢，為朝廷權貴及家眷看病。

流落異鄉的成無己無一日不思念自己的故鄉，但是歸鄉之時遙遙無期。於是，他將自己強烈的思鄉之情傾注到《傷寒論》的研究中來，這項研究工作他已堅持了半個世紀，早在 1144 年就完成了初稿，但是他不滿意，仍然在不斷地修訂。

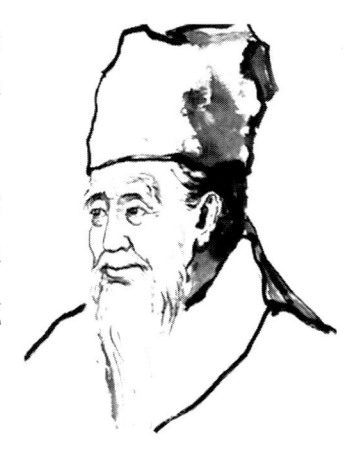

成無己像

據王鼎〈注解傷寒論後序〉記載，他為了尋訪自己的弟弟來到了臨潢，多次目睹成無己手到病除的高超醫術。後經朋友引薦，他與成公相識，並成為好友。

王鼎曾向成無己表達了刻印《注解傷寒論》的想法。成公以「不經進，不可傳」為由拒絕了。後來，王鼎離開臨潢回了故鄉。年過九旬的成無己身體每況愈下，他擔心自己的畢生成果遺落在異國他鄉，於是，在臨終前將書稿託付給了一位信得過的同鄉，叮囑他將書稿帶回故鄉轉交王鼎以求付梓。大約 1157 年，成無己在異國他鄉仙逝。

王鼎收到書稿後，深感責任重大，日夜寢食不安。但是苦於財力不濟，無法即刻刊行。於是，他多方籌集刻資，終於在金大定十二年（1172）完成了成公的遺願。王鼎在〈注解傷寒論後序〉中特地注明：「此書乃前宋國醫成無己注解」，是一本影響深遠的「萬全之書」。

成無己自 30 歲便開始精心研習《傷寒論》，對張仲景的學說極為推崇。他認為，張仲景的《傷寒論》是眾方之祖，仲景可謂醫中之聖。然

第四章　醫儒交融

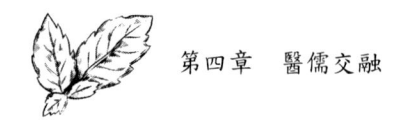

而,《傷寒論》成書已近千年,其言精妙而深奧,若非多學博識之人,難以了然於心。於是,他以《素問》、《靈樞》、《難經》等書為依據,結合自己幾十年學習《傷寒論》的體會,追溯學術源流,闡釋醫理要義,使《傷寒論》的理法與《內經》、《難經》之理一脈相承、一理貫通。

成無己以頑強的意志,窮盡畢生的精力,完成了《注解傷寒論》、《傷寒明理論》、《傷寒明理藥方論》三部傳世之作。

成無己博極研精,深造自得,開創了以注解的方法研究《傷寒論》的先河,使後世能明傷寒之理,知傷寒之用,推動了傷寒學說的流傳與發展。他所撰的《注解傷寒論》十卷,是現存最早的《傷寒論》全注本,被後世譽為「以經注論」、「以論證經」的典範,在中醫發展史上占有十分重要的地位。

一 名醫進士許叔微

無錫太湖中有座馬山島,在島的東南桃塢小墅灣村有一座江南小院,院門上方磚雕「梅梁小隱」四個字,格外醒目。800多年前,這裡曾隱居著一位名動江南的大醫——許叔微,「梅梁小隱」是他晚年的居處。

許叔微(1079-1154),字知可,號白沙,真州人。許叔微出生於一個普通的武官家庭,其父許浚官至左翊武功郎(從七品軍官)。許叔微11歲時,其父患瘟疫去世,兩個月後,其母也因悲傷過度染疾而去。百日之內痛失雙親,尚未成年的許叔微孤苦無依。父母患病而亡的悲慘事實,使他樹立了刻苦學醫,拯救更多像父母一樣的患者,不讓悲劇重演的志向。

在伯父許浩和鄉鄰的幫助下，許叔微苦學經史儒學的同時，還博覽醫書。他生活成長的時代，正值宋代醫學快速發展的時期，朝廷十分重視醫學，專門成立校正醫書局整理刊行了《素問》、《針灸甲乙經》、《圖經本草》、《脈經》、《傷寒論》等重要醫籍，並以大小字本頒布全國。深厚的習醫風氣，以及豐富的學習資料，為他學醫提供了良好的條件。

許叔微不僅博覽醫書，還遍訪名師，經過數十年的學習與實踐，他逐漸成為享譽江左的名醫。凡有疾厄來求救者，他不問其貴賤貧富，長幼妍媸，皆精心診治，不求回報。

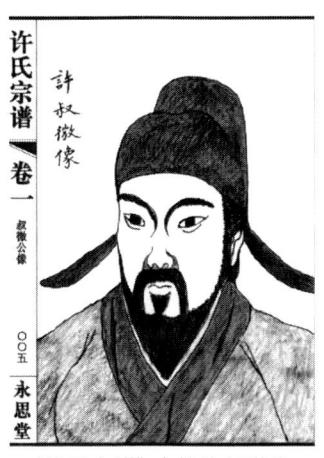

《許氏宗譜》中的許叔微像

許叔微年輕時多次參加進士考試，皆不順利。政和二年（1112）春天，33歲的許叔微再次到汴京參加會試，結果還是名落孫山。當時宰相蔡京頭痛的老毛病犯了，遍尋京城名醫無效。有人向蔡京舉薦說，參加會試的許叔微醫術高明。蔡京派人請許叔微來診治，結果三劑藥使蔡京多年痼疾痊癒。蔡京非常高興，想利用手中的權力加官於他。許叔微認為這是「嗟來之食」，斷然拒絕了。許叔微的氣節受到眾人的一致稱讚。

第四章　醫儒交融

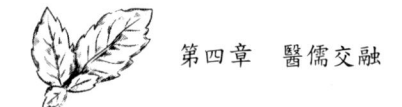

建炎二年（1128），真州城疫疾流行，許叔微深入疫區，走家串戶，仔細檢視患者病情，免費發放防治藥品，遇無家可歸者，還帶到自己家中治療。他的義舉得到了鄉親們的讚許，再加之醫術精湛，人們稱他為「神醫」，讚揚他是有著「菩薩心腸，神仙手眼」的大醫。

紹興二年（1132），年過50的許叔微終於考中進士，官至翰林學士，歷任徽州、杭州府學教授等。紹興十年，61歲的許叔微升任集賢院學士。他為人正直，力主抗金，後來看見南宋皇帝偏安一隅，無意收復河山，加之不滿朝廷昏庸腐敗、奸臣當道，遂棄官到太湖馬山，結廬「梅梁小隱」。此名取「大隱隱於朝，小隱隱於野」之意。

許叔微與抗金名將韓世忠志同道合，韓世忠辭官後經常到梅梁小隱做客。二人暢遊山湖，品茗飲酒，憂國憂民，常常暢談至深夜。韓世忠戎馬一生，多次負傷，以致晚年體弱多病。許叔微經常為他精心診治，韓世忠非常欽佩許叔微的醫術和醫德，題寫「名醫進士」匾額相贈。

許叔微隱居期間，行醫濟世，著書立說。至古稀之年，他仍手不釋卷，筆耕不輟，尤其對《傷寒論》有著精深的研究，先後撰寫了《傷寒百證歌》、《傷寒九十論》和《傷寒發微論》等多部著作。其中《傷寒九十論》，記載了自己經治的病案90例，以《內經》、《難經》、《傷寒論》等醫籍為基礎，結合個人的見解加以剖析，論述精要，是對張仲景辨證論治理論的進一步闡發和補充，同時也是中華民族現存最早的醫案專著。該書對後世《傷寒論》與醫案研究均有重要意義。

清代著名醫家俞震評價說，「自晉迄今，善用其（仲景）書者，唯許學士叔微一人而已。所存醫案數十條，皆有發明，可為後學楷模」。

一 法醫學之父宋慈

宋慈（1186-1249），字惠父，福建建陽人。父親宋鞏曾任廣州節度推官，掌管刑獄工作。宋慈9歲時跟隨同鄉吳稚學習儒學。20歲時考入太學，深得太學博士、理學大家真德秀的賞識。

嘉定十年（1217），宋慈考中進士，被任命為鄞縣縣尉，但是因父親患病未能赴任。

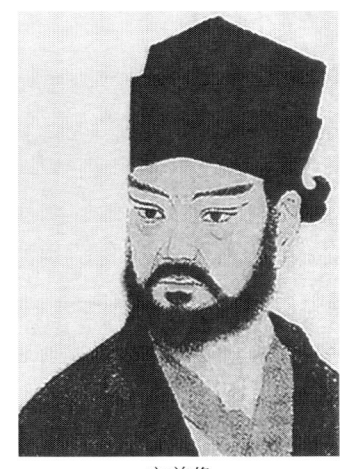

宋慈像

寶慶二年（1226），宋慈任信豐縣主簿，開始了他的仕宦生涯。後頻繁調職，曾於贛州、長汀、邵武軍、南劍州、湖南、廣東等地為官，四任提點刑獄官（提點刑獄公事）。提點刑獄官設於各路，主管所屬各州的司法、刑獄和監察，兼管農桑。宋慈廉政愛民，執法嚴明，政績顯赫。他認為檢驗是刑獄工作的關鍵所在，檢驗的結果是還原真相的關鍵，也是量刑的依據，甚至關乎當事人的生死。而當時的檢驗技術還很不完善，相關資料稀少，又往往不夠準確詳盡。

第四章　醫儒交融

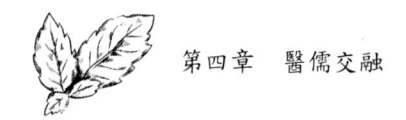

淳祐七年（1247），宋慈編成《洗冤集錄》5卷。他博採群書，廣泛地蒐集資料，吸收前人的寶貴經驗，還曾多次向醫師請教，精益求精。

這部著作從人體解剖到如何正確對待檢驗，以及疑難要案的檢驗方法、對策，對傷亡原因的鑑別，解毒與急救等方面，都有詳細的論述。

宋慈強調檢驗屍體一定要以最快的速度，第一時間趕到現場。他把檢驗方式分為初檢和複檢，為了避免遺漏，詳細規定了驗屍的步驟。先看頂心髮際，然後是耳竅、鼻孔、喉內、糞門、產戶，凡可納物之處都要詳細檢驗。

在《洗冤集錄》中，有一些檢驗方法令人驚嘆。比如用明油傘檢驗屍骨傷痕的辦法。屍骨是不透明的物體，不同部位質地與表面光滑度存有差異，這種情況有時會影響對傷痕的探查。所以，宋慈就在勘察時撐起明油傘或新油絹傘擋住光線，由於傘的透光性好，不影響光照度，又避免了強光帶來的影響，所以很容易看出傷痕。這種檢驗屍骨傷損的方法，和現代用紫外線照射一樣，都是運用光學原理。

書中還提到用糟（酒糟）、醋、白梅、五倍子等藥物擁罨洗蓋傷痕，有防止感染、消除炎症、固定傷口的作用，與現代法醫學用酸沉澱以保護傷口的原理是一致的。

在死因鑑別方面，書中也有不少精采的論述。

假如發現一具水中浮屍，如何判斷死者是溺水而死，還是死後被推入水中，偽裝成溺水的呢？宋慈指出，凡是生前溺水屍體，因為落水時會有掙扎，死者的手腳爪縫往往有泥沙，或者磕擦損傷。屍體的面色微微發紅，口鼻內有泥水沫，腹內有水，肚腹微微鼓脹。

如果是被害後，再推入水中，則肚皮不脹，口、眼、耳、鼻的官竅不會有水流出，指爪縫沒有沙泥，兩手不蜷縮，兩腳底不皺白。細細查驗，會發現身上有致命的黑色傷痕。

這些觀察和記錄是何等的細緻！

宋慈對於自殺、他殺、生前傷與死後傷的鑑別方法，以及雷擊、中毒、溺死、自縊死等的特徵，對屍斑、屍僵、腐敗等屍體現象的觀察認識都十分詳細而深入。

《洗冤集錄》涉及生理、解剖、病理、藥理、毒理、骨科、外科、檢驗等多方面的知識，從一個側面反映了古代醫學發展的水準。

《洗冤集錄》刊行之後，很快被刑獄工作者奉為圭臬，成為當時和後來審案官員的必備之書。作為最早的一部比較完整的法醫學專著，在世界法醫學史上也影響巨大，曾被譯成荷蘭文、法文、北韓文、日文、英文、德文、俄文等多國文字，廣為流傳。

第四章 醫儒交融

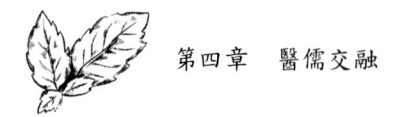

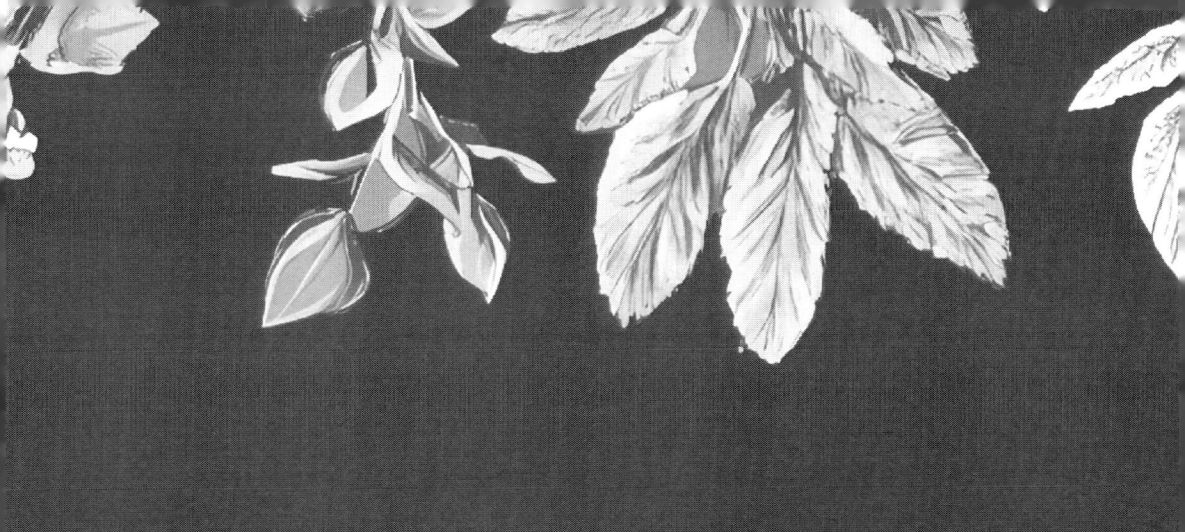

第五章
醫派紛呈

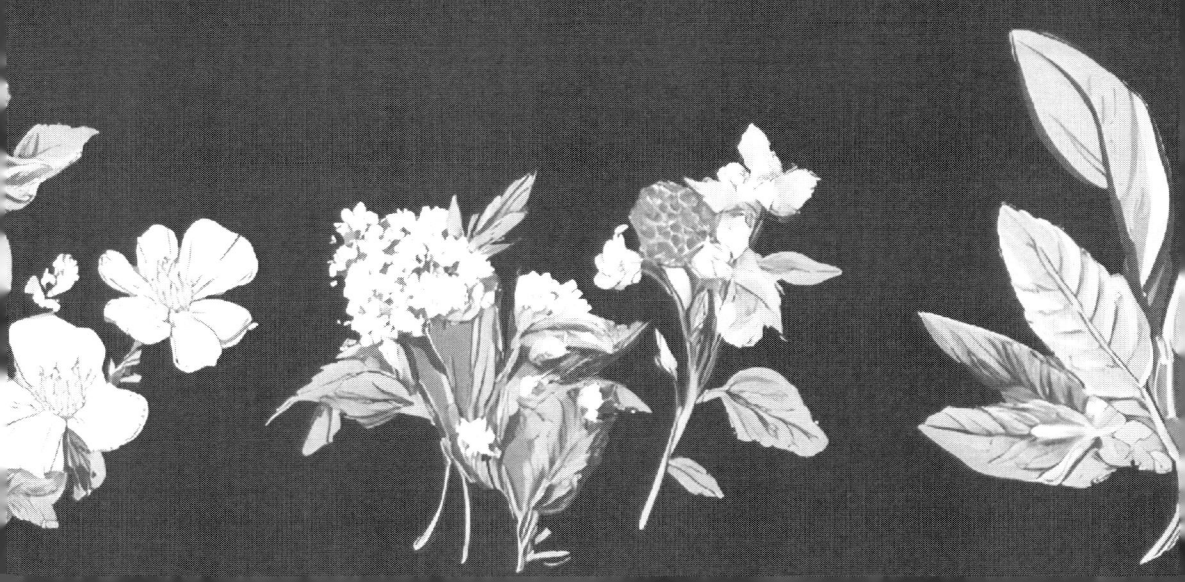

第五章　醫派紛呈

《四庫全書總目提要》中說：「儒之門戶分於宋，醫之門戶分於金元。」這句話十分精到地描繪了宋金元時期儒學與醫學的繁榮發展。

宋朝建立之初，政治格局相對穩定，統治者為了加強中央集權，實行了重文輕武的政策，大大提高了文人士大夫的地位。為了鞏固中央集權，宋王朝還採取措施恢復儒家倫理綱常，在科舉中強調儒學地位，促使儒學復興，建立了以理學為代表的儒學新體系。理學家倡導相容並蓄、開放自由的治學理念，這種文化格局造就了宋人不拘傳統、勇於創新的品格，對醫家尤其是儒醫影響至深，為金元醫學的創新發展奠定了思想基礎。

加之北宋時期，國家重視醫學，大量校勘古醫籍，發展醫學教育，建立了較為完善的醫療衛生機構，大力推廣運氣學說，為金元醫學的創新發展奠定了學術基礎。

金元醫家勇於疑古，提出運氣古今有異，古方不能盡治今病；在繼承總結前人經驗的基礎上，結合自己的臨床實踐，發揮《黃帝內經》、《傷寒論》等經典的要義，援引易學、儒學闡發醫學理論，化用五運六氣學說，從而提出了眾多新觀點、新認識、新主張與新見解，補充、完善並發展了中醫理論與臨床各科，促進了醫學的繁榮和發展。

這個時期最具代表性的人物是劉完素、張元素，他們發皇古義，開創新知，著書立說，言傳身教。以他們為中心，形成了特色鮮明的兩大醫學流派——河間學派和易水學派。

河間學派是以河間府劉完素為開山，以對火熱病的闡發和以寒治熱為突出特點，後世又稱其為「寒涼派」。劉完素之學傳於荊山浮屠，再傳於羅知悌，三傳於朱震亨，其學由北方傳到了南方。受宋代理學

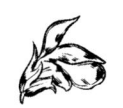

影響，朱震亨提出「陽常有餘，陰常不足」，治療倡導滋陰降火，被後世稱為「滋陰派」。另有一位醫家張從正，私淑於劉完素，提出無論風、火、溼、燥，都是侵入人體的邪氣，當以驅除邪氣為第一要務，邪去則正自安。在臨床上擴大了汗、吐、下三法的應用範圍，被後世稱為「攻邪派」。

易水學派是以易水縣張元素為開山，他創立了臟腑辨證體系，從臟腑的寒熱虛實來分析疾病的發生和演變，倡導藥物法象理論，提出了藥物歸經學說，對後世產生了重要的影響。張元素的弟子李杲，跟師學習多年，盡得其傳。他尊崇臟腑辨證，尤重中焦脾胃氣機升降，建立甘溫補土、昇陽散火等治療大法，被後世稱為「補土派」。李杲的學術思想主要由其弟子王好古、羅天益傳承發揮。易水學派對明代醫學產生了很大影響，成為溫補學派的先導。著名醫家如薛己、趙獻可、張介賓等，遙承張元素之學。

兩大學派關注的角度不同、學術思想各異，但是有共同特點：第一，共同的時代背景。二者均處於戰爭頻仍、局方盛行的時期，學術思想的提出均與時代、地域以及受此影響的易發疾病有關。第二，重視運氣學說。宋代運氣學說大為盛行，宋政府曾印發當年運氣的「印歷」。劉完素與張元素均積極吸收五運六氣理論，將其運用於臨床辨治中。第三，傳承中守正創新。之所以能夠形成學派，一大重要因素就是有傳承。河間、易水學派均有明晰的傳承譜系，在代代相傳中，繼承前代思想的同時，又不斷創新，分化、開拓出新的學術領域。第四，尊崇《內經》。兩大學派的諸位醫家均重視《內經》，如劉完素在《素問・至真要大論》「病機十九條」的基礎上提出了「六氣皆從火化」；張元素以《內經》的藥物氣

第五章　醫派紛呈

味厚薄為理論基礎，創立了藥物歸經與引經報使說；張從正發揮了《內經》的汗、吐、下三法，形成了攻邪派等，無不本於《內經》。

金元時期河間學派與易水學派的形成，體現了當時醫學的繁榮，更是宋代文化興盛、醫學發展的必然結果。

除兩大醫學流派之外，金元時期還湧現出一些著名醫家，像羅天益、危亦林、滑壽等，都有自己的學術特色。

一 河間學派劉完素

開創了「明昌之治」的金章宗，曾三次邀請德高望重的劉完素出來做官，劉完素堅辭不受，一心致力於醫學。章宗愛其赤誠，不貪功利，賜以「高尚先生」。可見劉元素在當時享有非常高的聲譽。

劉完素（約 1120-1200），字守真，自號通玄處士，金代河間府人，後世多尊稱他為「劉河間」。

據有關記載，劉完素出生於肅寧縣，3 歲時因暴雨成災，舉家遷往河間城南居住。到十五六歲時，他母親病了，因為家裡窮，連請三次大夫都沒到場，因此耽誤治療而身亡。這件事對劉完素觸動極大，於是下決心學醫。

他埋頭苦讀，精心鑽研，很快就能為人治病，35 歲時已經成為名醫。有一個關於劉完素的傳說：一天深夜，劉完素獨自研讀《傷寒論》，油燈漸枯之時，恍惚間一位白髮蒼蒼的老人出現在他面前。只見老翁取出一個盛酒的葫蘆和兩個酒杯，邀他同飲。劉完素只覺酒香撲鼻，飲下後立感醍醐灌頂，茅塞頓開，半醉半醒時，老翁為他講述了許多醫學

知識和訣竅，直到東方泛白，老翁方才離去。此後，劉完素醫術突飛猛進，逐漸譽滿金朝。

劉完素在習醫過程中體會到，《黃帝內經》如金丹寶典，義深理奧，只有深入研究，才能在診治上獲得理想療效。因此，他從25歲開始悉心研究，朝讀夕思，手不釋卷，花了30年時間，終於得其要旨，大有開悟。

劉完素研究《內經》最有心得的是運氣學說。運氣學說是古人運用五行六氣理論，闡釋不同時間、氣候變化與疾病關係的學說。由於道理深奧，一般人難以讀懂。儘管唐宋時期有人對其闡發，但是真正運用於臨床治療的卻極少。

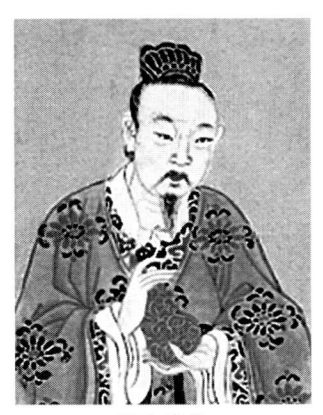

劉完素像

劉完素經過深入探討，把運氣學說運用於臨床實踐，一方面強調運氣學說的重要性，一方面又反對機械照搬，而是把它當作疾病分類綱領和致病因素，進行辨證分析和處方用藥。

劉完素認為火熱是致病的主要原因，治療以清熱通利為主，善用寒涼藥物，故後世稱他為「寒涼派」。

劉完素的學術體現在他的著作中。他先後撰寫了《素問玄機原病

第五章　醫派紛呈

式》、《黃帝素問宣明論方》、《素問病機氣宜保命集》、《三消論》等著作。

劉完素對火熱病的治療法則，有很多創見，他創造的六一散、防風通聖散和雙解散等著名方劑，至今仍在沿用，對後世治療溫熱病產生了極大的影響。

劉完素創立的寒涼派，對當時醫學界是一個很大的挑戰。因為當時醫生受宋代局方的影響，用藥多偏於辛燥，所以有些醫生對劉完素提出質疑，說他不循常規，別出異說。但是從臨床效果來看，劉完素的理論是正確的，臨床是有效的。

面對質疑，劉完素說：此一時，彼一時，天氣在變化，人也在變化，現在是陽氣偏盛的時期，所以不宜用溫熱的藥。

後來，劉完素的主張逐漸得到了廣大醫生的認可，很快風行於河北、河南、山東、山西等地，形成了「局方行於南，河間行於北」的局面。許多醫生不遠千里來拜他為師，向他學習新的治病方法。

師從劉完素的醫生很多，先後有荊山浮屠、葛雍、穆子昭、馬宗素、鎦洪、常德、劉榮甫等，私淑者也不少，如張從正、程輝、劉吉甫、潘田坡等，最終形成明顯的「寒涼攻邪」醫風，開創了金元醫學發展的新局面，形成金元時期一個重要學術流派「河間學派」。

劉完素辭世後，保州、河間十八裡營、肅寧洋邊村都建廟宇紀念，而且河間十八裡營更名劉守村，肅寧洋邊村更名師素村（取紀念劉完素之意）。明正德二年（1507）敕封劉完素為「劉守真君」，聖名貫古。明萬曆年間，師素村劉守廟擴建為「劉守真君」廟，正月十五、三月十五師素廟會延續至今。保定市、肅寧縣師素村，分別於1984年、1993年重修劉守真紀念堂（劉守廟）和劉守真君廟。

一 易水學派張元素

金元時期有位非常著名的醫家，雖然後來沒被列入「金元四大家」（劉完素、張從正、李東垣、朱震亨），但是他的醫術水準和對後世的影響一點也不遜色，他就是張元素。

張元素（約 1151-1234），字潔古，金代易州人，略晚於劉完素。

張元素自幼聰慧，熟讀經書，8 歲時便參加了「童子試」，27 歲考中經義科進士。按照當時的設想，張元素本應透過仕途走向人生巔峰，但是因犯了「廟諱」而落榜，並且這一輩子都跟做官無緣了，張元素決定棄仕從醫。

雖然張元素參加科舉考試很厲害，但是在醫學這方面，他真可謂是「零」基礎。張元素初行醫時遇到很多挫折，學了很多年仍然連個小病都治不好，他懷疑自己根本不是學醫的料，病人看他的眼神充滿了懷疑和忐忑，導致他面對病人的時候也沒有了自信。

據《金史》記載，有一天晚上，張元素夢見有人拿鑿子和斧子開啟了他的心竅，將幾卷經典醫籍放了進去，醒來後，他的醫道和醫術便有了很大的突破。事實上是張元素痛定思痛，遂博覽醫書，對《內經》等醫籍探隱索微，刻苦精研，才使得醫術突飛猛進。

據記載，劉完素曾患傷寒病，已經七八天了，仍然頭痛難耐，脈緊，噁心嘔吐，難以進食。他的弟子不知如何是好，就請來當時還名不見經傳的張元素。劉完素對張元素很是不屑，都不願意看他一眼。但張元素還是耐心診脈，並分析了病情及可能用過的方藥，劉完素聽後頻頻點頭。果然如張元素所料，劉完素給自己服用了寒涼藥攻邪，使得邪氣

第五章　醫派紛呈

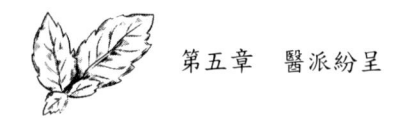

不能解除。此刻劉完素放下架子，與面前的張元素交談。隨後張元素為劉完素重新開藥治療，一劑痊癒。自此，張元素的名聲不脛而走。

歷經20多年的刻苦學習，張元素不但傳承了《靈樞》、《中藏經》的精華，且繼承了錢乙「五臟辨證」之義，繼而開闢出了屬於他自己的道路。

他的代表著作是《醫學啟源》、《臟腑標本寒熱虛實用藥式》，另有《珍珠囊》與《潔古家珍》（見於元代杜思敬所輯《濟生拔萃》）。雖然是幾本薄薄的小冊子，卻沿用至今，且開創了中醫的兩個先河：一個是擁有完整體系的臟腑辨證，一個是藥物歸經。

辨證是中醫的靈魂，漢代張仲景創立的六經辨證在醫學界一直占有統治地位，六經辨證是把疾病按照發病過程、寒熱虛實、發病部位歸納，但是張元素治學勇於疑古，重視學術創新，創立了臟腑辨證，關注每一個臟腑的病變規律，彌補了六經辨證的一些不足。

張元素運用「天人合一」、「天人相應」理論論述藏象，並且深入探討五臟與六腑、經脈、五運六氣的相互關係，藉助五行學說建構以五臟為中心的臟腑辨證體系，臨證時他能脈症並舉，辨別虛實寒熱，以確立治療大法，並為臨證用藥提供依據。我們現在聽到的很多中醫術語，例如肝氣鬱結、肝陽上亢、腎氣虧虛、心虛膽怯等都是在臟腑辨證的基礎上總結而來的。相較於六經辨證，臟腑辨證更易於理解和學習，所以在目前的《中醫診斷學》和《中醫內科學》教材上，有很大一部分臟腑辨證內容。

最早的中藥專著是《神農本草經》，將中藥以四氣（寒、熱、溫、涼）和五味（酸、苦、甘、辛、鹹）分類。這樣的分類方法雖然對臨床有

很大影響，但是張元素在臨床過程中卻發現很多同氣同味的藥物，針對不同臟腑，效果卻又差距很大。例如，黃連和黃芩雖然都是寒涼藥，但是黃連對心熱療效更好，而黃芩治療肺熱更擅長。所以他認為人體臟腑各有自己的屬性、特點，對中藥氣味的反應各不相同，因而不同中藥對五臟六腑的治療作用也會有差異。隨後他又總結出甘草緩肝急，五味子收心緩，白朮燥脾溼，黃檗、知母潤腎燥等一系列藥物的作用特點。最終他以藏象學說、經絡學說為理論基礎，根據臨床療效，並結合中藥形、色、氣、味等特性判斷中藥歸屬何經，發展了藥物歸經理論，指導臨床用藥，提高了臨床療效，對後學影響頗深。

張元素作為易水學派的開山宗師，在總結前人學術成就的基礎上，結合自己的臨證經驗，系統性地提出了臟腑辨證說及藥物歸經理論，不僅對其弟子李杲的脾胃論、王好古的陰證論的形成產生了重要影響，而且至今在臨床上仍具有指導作用。

一 攻邪學派張從正

金元時期，息城掌管時令的一位官員，突然接到消息，說他的父親被賊人殺害了，他悲痛不已。自此，心痛一天比一天重。一個月後，覺得胸下長出一個包塊，像杯子一樣大，疼痛劇烈，用藥也無效。

有人主張用火針、艾灸治療，這位官員不接受，後來請求張從正為他治療。張從正診治時，正好有個會巫術的人在一旁。張從正靈機一動，便模仿巫人的樣子，說些不著邊際的話與病人開玩笑，惹得病人大笑不止，直到把頭轉回去笑個不停。

第五章　醫派紛呈

過了一兩天，病人的包塊就消散不見了。

這個病案記載在張從正的《儒門事親》中，類似的醫案還有好多。

這位張從正是金代名醫，他的貢獻除了善用心理療法外，更重要的是開創了以「汗、吐、下」治病的攻邪派，是繼劉完素之後以獨創理論轟動醫學界的人物。

張從正（約 1156-1228），字子和，睢州考城人。因春秋戰國時睢州屬於戴國，因此自號戴人。

張從正，家世業醫，自幼喜歡讀書，經史百家無不涉獵。十幾歲便開始學習《神農本草經》、《內經》、《難經》、《傷寒論》等經典醫籍，並隨父行醫。

張從正性情豪爽、灑脫，能詩擅賦，長期在豫東南行醫，中年從軍江淮，擔任軍醫。金興定年間一度被召到京都太醫院工作。由於看不慣迎送長吏、馬前唱喏的官場風氣，不久便辭歸鄉里。回到家鄉，張從正與麻知幾、常仲明等人一面博覽古今醫著，研討醫學理論；一面懸壺應診，為人治病。數年間名震中原，「以醫聞於世」。晚年，他由於不滿金朝統治，乃隱居民間，過著「一張琴，一壺酒，一溪雪，五株柳」的生活。

儘管看起來有些安逸，但是實際上張從正並不懈怠，對醫學的鑽研也沒有放鬆。他在學習「寒涼派」劉完素學說的基礎上，結合自己的臨證經驗，總結出外邪致病理論，認為邪氣是一切疾病發生的根本原因。

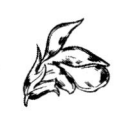

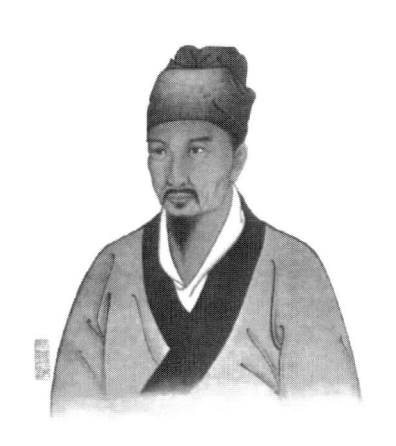

張從正像

他指出，疾病並非人身所素有的，有的自外而入，有的自內而生，都是「邪氣」導致的。致病邪氣可分為三大類：一是風、寒、暑、溼、燥、火，為天之六邪，致病多在上部；二是霧、露、雨、雹、冰、泥，為地之六邪，致病多在下部；三是酸、苦、甘、辛、鹹、淡，為人之六邪，致病多在中部。

既然邪氣為身體本不該有的，那麼治療就應將邪氣清除出去。於是，張從正根據《內經》理論，提出了「汗、吐、下」攻邪三法。具體地說：凡風寒等邪在皮膚經絡間所致的疾病，可以用汗法；凡風痰宿食在胸膈或上腹所致的疾病，可以用吐法；凡寒痼冷或熱在下部所致的疾病，可以用下法。正是由於張從正倡導用「汗、吐、下」三法治病，所以後世尊他為「攻邪派」。

實際上，《內經》中已有「汗、吐、下」三法，而張從正明顯擴大了三法的應用範圍，凡能解表的均稱汗法，包括灸、蒸、渫、洗、熨、烙、針、砭射、導引、按摩等解表之法；凡能上行的均為吐法，如引涎、催淚、豁痰、噴嚏等；凡能下行的均為下法，包括催生、下乳、磨積、逐

第五章　醫派紛呈

水、通經、洩氣等。由此可以看出，張從正經過長期的醫療實踐，不僅豐富了汗、吐、下三法的內容，擴大了三法的治療範圍，而且在運用中達到了十分精熟的程度。

當然，張從正善用攻邪三法，既堅持「中病即止，不必盡劑」原則，也沒有因此而廢棄補法，他主張「養生當論食補，治病當論藥攻」，只有很好地協調攻與補的關係，才能達到理想的治療效果。

張從正攻邪理論和治病經驗，被收錄在他的《儒門事親》一書中。他認為，醫學理論深厚，「非儒不能明」，而為人子者，又「不可不知醫」。這就是他撰寫和命名該書的緣由。

張從正被後世尊為攻邪派的宗師。元代醫家呂復說，張從正治病如「老將對敵」，能置之死地而後生。元代張頤齋在為《儒門事親》所作的序中稱讚說，「張子和探歷聖之心，發千載之密」，如同張仲景再世、劉完素復生。評價都非常高。

補土學派李東垣

李杲（1180-1251），字明之，金代真定人。因真定漢初為東垣國，故李杲晚年自號「東垣老人」。

李杲從小生活在一個既有錢又有文化的家庭。李杲少時隨舅父王從之學《論語》、《孟子》，跟馮叔獻讀《春秋》，後又自建書院，延待名士，拜范仲淹之後範尊為師。他博聞強記，20多歲就成為當地知名儒生。

正當此時，李杲的母親不幸患病，被眾醫雜治所誤，臨終都不知何證。李杲痛悔自己不知醫術，發誓「若遇良醫，當力學以志吾過」。後

來，聽說易州張元素以醫術馳名燕趙間，遂行數百里，捐千金拜師學醫。幾年後，盡得其傳，成為一代名醫，且名氣在元素之上。

李杲所處的時代，正值金蒙（元）戰爭不斷的時期。他剛從易州學醫回家，大家還不了解他的醫術，就被金朝徵召到濟源縣，當了個稅官。

這期間，當地暴發了瘟疫。剛開始人們的症狀是怕冷，身上沒力氣，後來演變成嗓子腫痛，說不出話也吃不下飯，頭大如鬥，老百姓起名叫「大頭瘟」，當地的醫生對該病束手無策。李杲對此苦心鑽研，創製普濟消毒飲，治好了很多百姓。

金開興元年（1232），蒙古兵圍攻汴京，城中戒嚴，居民飢餓勞苦，驚恐萬分，半月之間，戰病飢餓而死者數以萬計。圍城期間糧食非常短缺，戰爭結束後居民們拚命吃東西，結果得了一種怪病，僅僅3個月時間，就有許多人死亡。起初人們認為是瘟疫，但李杲認為這是內傷病，於是創立了補中益氣湯這個著名方劑，病人服藥後果然有效。

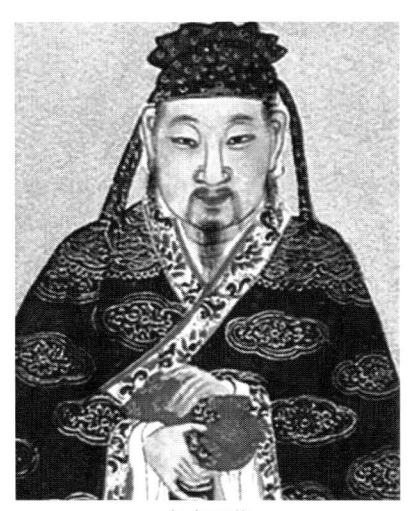

李東垣像

第五章　醫派紛呈

後來李杲從中原向北出發，輾轉魯北聊城、東平一帶，行醫治病，於1244年回歸故里，終日埋頭醫療和著述。

李杲在學術上的最大特點，是深究《內經》等古典醫籍，密切連繫臨床實際，據經立論，創立新說。

首先，他提出了內傷致病說，認為內傷是當時疾病發生的主要因素。在當時，一般醫家或尊奉仲景之方，或從河間、子和之法，但是都因循守舊，不知變通，所以治療效果不佳。李東垣在老師張元素「古方今病不相能」的思想啟發之下，連繫那個戰爭年代的實際狀況，深刻總結出許多疾病並非由外感風寒所引起，而是由於社會環境動盪不安，人們顛沛流離，恐懼不安，飢餓勞役，起居不時，寒溫失宜所致。這些致病因素使人元氣耗傷，從而形成內傷病。他在《內外傷辨惑論》一書中詳細闡發了這些觀點。

為了區別外感與內傷，他透過病性、脈象、寒熱等各種症候表現的對比，詳細論述了二者的鑑別要領。例如頭痛，外感頭痛為頭痛不止，必待表解或傳裡，頭痛方罷；而內傷頭痛的特點是時作時止的。透過手心、手背辨別內傷和外感也很簡單：手背熱，手心不熱為外感；手心熱，手背不熱則是內傷病。

上述觀點對後世產生很大影響，有「外感宗仲景，內傷法東垣」之說。

其次，李杲論證了脾胃在生命活動中的重要作用，提出「內傷脾胃，百病由生」的論點。他認為元氣是生命活動的動力和泉源，也是生命健康的根本，而脾胃又是決定元氣盛衰的關鍵。脾胃傷則元氣衰，元氣衰則疾病生。若脾胃損傷，人體需要的陽氣、陰精、營血等重要物質必然衰少，就會引發各種疾病。

在這類病的治療上，他重視補脾益胃，強調升發脾陽，善用甘溫除熱法，創立了一套以補中益氣湯為代表的昇陽瀉火的方劑，以適應各種不同的病症，故後人譽之「內傷法東垣」。補中益氣湯現已經被製成丸劑，在藥店可以買到。

由於李東垣強調脾胃的重要性，而脾胃在五行中屬土，所以後世又稱他為「補土派」。李杲為了使自己的學說能夠惠及天下後世，一直在學習和研究，他將平日連繫臨床研讀經典的體會撰寫成書。特別是到了晚年，雖神惛懶言，視聽皆衰，仍然孜孜不倦地加工整理，直到「精力衰耗，書成而死」。他的著作除《脾胃論》、《內外傷辨惑論》外，還有《蘭室祕藏》、《醫學發明》等。

李杲在晚年將其理論和經驗總結全部傳授給弟子羅天益，並囑其定要整理成書稿傳於後世。羅天益不負所托，將老師的學說與經驗整理成書，廣泛傳播，他還說：「東垣先生之醫學，醫之王道也。」對老師的學術思想給予了高度評價。

滋陰學派朱震亨

「金元四大家」最後一位，是朱震亨。

朱震亨（1281-1358），字彥修，元代婺州義烏人。因世居丹溪之邊，故後人尊稱「丹溪翁」或「丹溪先生」。

朱震亨出身書香世家，自幼聰敏，據傳可「日記千言」，通聲律之學。早年習舉子業，家裡人希望他透過科舉考試博取功名。但是朱震亨15歲時，他的父親因庸醫誤治而去世了，這讓朱震亨異常悲憤。

第五章　醫派紛呈

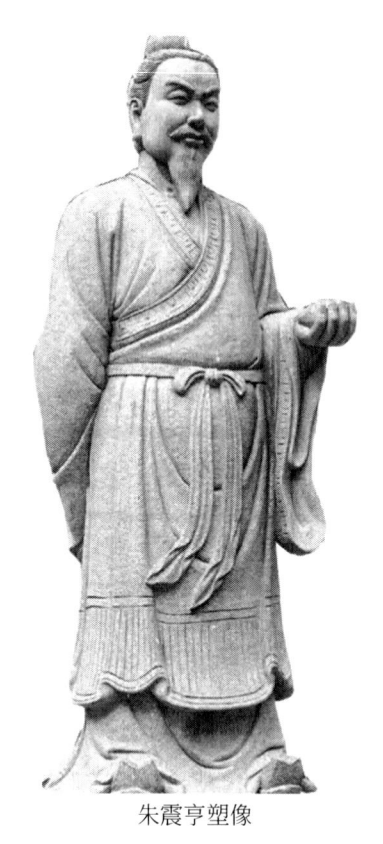

屋漏偏逢連夜雨，他的叔叔、大伯在隨後幾年內相繼去世。此時朱震亨的科舉還沒考出名堂，家道卻已中落，小小年紀的朱震亨作為家中長子，不得不擔當起家裡的棟梁。此時的他既沒心思繼續科考，也沒心思學醫，一改溫文爾雅的書生氣，成為行俠仗義的朱震亨，甚至為讓鄉親們少交賦稅和縣尹叫板。

古代很多醫生多因忠孝之義學醫行醫，朱震亨也是如此。朱震亨30歲那年，他的母親患上了「脾疼」的疾病，遷延日久，疼痛難耐，請了好多醫生治療，均沒有效果。

這一幕讓朱震亨想起了父親去世時的一幕，他不想讓母親再經歷父親那樣的悲痛了。於是，他便苦讀《素問》。前兩年簡直是

朱震亨塑像

「茫若望洋，淡如嚼蠟」，到了第三個年頭，他開始嘗試為母親治病，未料到母親的病居然被他治好了。

元皇慶二年（1313），科舉制度恢復。朱震亨想繼續科考。年過而立的他去東陽拜朱熹的四傳弟子許謙為師，學習程朱理學，這期間他積澱了深厚的國學功底，成為許謙的得意門生。

理學是兩宋至明代的主要哲學流派之一，吸收並融合了儒、釋、道三教之精華，發端於宋代，其中的太極觀、理氣觀、整體觀、陰陽觀、五行觀等，對當時及後世的醫家產生了重大影響。像前面講到的劉完素

的五運六氣說、下文就要提及的朱丹溪的相火論等，這些理論的形成都與理學密不可分。

正當朱震亨想攻讀舉業之時，妻子又因庸醫誤治去世，這樣的打擊無疑是沉重的。由此，他想到自己一家數人，無不死於庸醫之手，頓覺「心膽摧裂，痛不可追」。老師許謙當時也臥病在床，在老師的建議下，40多歲的朱震亨正式走上了學醫行醫的道路。

為了能夠得到一位好老師，朱震亨治裝出遊，遍訪名師，先後渡浙江，走吳中，出宛陵，抵南徐，達建業，奔走千餘里，竟無所遇。後來到了武林，聽說有位名醫羅知悌，人稱太無先生，是劉完素的再傳弟子，不僅精通《內經》、《難經》及河間之學，而且旁涉張從正、李東垣二家學說。他於是打定主意，登門求教。

羅知悌性情古怪，一直不見朱震亨。但是朱震亨屢挫不餒，每日拱手而立，風雨不易，往返十餘次，仍不灰心。經過了三個多月，他虔誠又堅定的求學態度感動了羅知悌，遂被收為徒。之後，羅知悌把畢生所學毫無保留地傳授給了朱震亨。

在逆境中成長的朱震亨，發奮力學，不僅積澱了深厚的國學底蘊，成為「東南大儒」，並且精心研究《素問》、《難經》，跟羅知悌深入學習劉完素、張從正、李東垣等人的醫理和臨證經驗，歷經多年臨床實踐，創立了「相火論」基礎上的「陽常有餘，陰常不足」學說，故在治療上力倡滋陰降火，成為「滋陰派」的一代宗師，力糾當時社會上不加辨證、濫用局方辛熱燥烈之藥的風氣，推動了中醫學向前發展。

朱震亨的代表著作是《格致餘論》，還著有《局方發揮》、《傷寒論辨》、《金匱鉤玄》等，其《丹溪心法》、《丹溪心法附餘》等書由後人總結

第五章　醫派紛呈

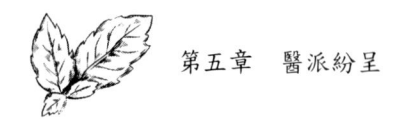

而成,部分著作已遺失。

朱震亨的相火論強調了「相火」對生命的意義。人身之火分為君火和相火,君火與相火相對而言。君火主要與心有關,主靜,反映人的精神活動;相火主要與肝腎有關,主動反映人體的功能活動。朱震亨認為自然界萬物的生生不息,人體五臟的正常活動,生命的維持以及延續都依賴於相火的正常運動,所以有「人非此火不能有生」的說法。但是相火妄動,即不正常的運動,則會煎熬人體內的津液,造成陰虛火旺的症狀,危害人體。

朱震亨在醫學理論上提倡相火論、陽有餘陰不足論,提出「滋陰降火」的治療原則,開闢了「滋陰派」,後世將其與劉完素、張從正、李東垣並列為「金元四大家」,成為中國醫學史上的一代宗師。

朱震亨去世 100 多年後,其學說經田代三喜傳入日本,後來專門成立「丹溪學社」,認真研究其學說。

倡論陰證王好古

王好古,字進之,號海藏,元代趙州人。史料中有關王好古生平的記載很少,其家世一直是個謎。但是王好古在歷史長河中閃耀著的學術成就和人格光輝毋庸置疑。

王好古博通經史子集,理學功底深厚,曾透過科舉考取進士,還擔任過趙州醫學教授。

王好古年輕時曾經和李東垣一同跟隨張元素學習。元素歿後,好古又跟隨師兄李東垣繼續學醫,精研伏羲、神農、黃帝以來的諸家醫書。王好古的一生充滿傳奇色彩,他行醫曾踏遍了河北、河南以及山西等多地,

活人無數,而且還隨軍做過軍醫,救死扶傷。一路上他虛懷若谷,廣交朋友,遇見比自己學識豐富的就虛心請教。他用腳步不斷丈量著神州大地,而思想又在浩瀚的醫學典籍中馳騁,終成為金元時期易水學派的一代名家。

每個人都是翻騰在時代浪潮中的一朵浪花,一個人的歷史更是一個時代的縮影。王好古也不例外,他生活在氣候轉寒的金元時期,北方游牧民族南侵,戰爭頻仍,社會動盪不安,百姓不得安居,飢飽無常,經歷了元朝大一統和異族統治,這樣的時代必然會帶來政治、文化、經濟、軍事、醫療和生活習慣等各方面的民族融合。

生活在那個時代的每一個人,無論是身體還是心靈,都承受著時代帶來的衝擊。王好古成長在宋元時期儒學革新和中醫學界學術爭鳴的學術環境中,這對他的醫療經驗和學術思想有明顯的影響。正如王好古所說:「時世之異,不可不知。」王好古以其謙虛勤勉、兼收並蓄、務實求本的治學態度接過中醫學承前啟後的接力棒,並出色地完成了時代賦予他的歷史使命。

王好古師承張元素、李東垣臟腑辨證、藥物歸經、脾胃學說,但是其尊師而不泥師;其學術思想上溯黃帝、岐伯、伊尹,遵仲景辨證論治之法,師古但不泥古;又廣泛學習王叔和、朱肱、許叔微等醫家的學術思想,兼收並蓄,創立了陰證學說,詳細論述了陰證的病因病機、鑑別診斷和辨證施治;在治療上,主張溫補脾腎。

所謂「陰證」,即《傷寒論》中的少陰證、太陰證和厥陰證。由於金元時期中原地區遭遇中國歷史上的寒冷氣候,長期的戰亂使民不聊生,人們飢不果腹,脾胃損傷日久及腎,使人本氣損傷,受到陰邪損害而表現出陰證的患者越來越多。

第五章　醫派紛呈

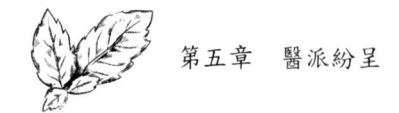

王好古在臨證中發現，傷寒是對人體傷害很大的一類疾病，尤其是三陰病症。但是當時研究經方的醫家多論述三陽，卻極少論述三陰，更別提對於三陰證的辨證施治的經驗了。面對臨證中越來越多的陰證患者，王好古總結出了自己的經驗，創立了陰證學說，詳細地論述了有關陰證的病因病機、色脈所見、鑑別診斷、辨證施治，可謂集陰證辨證施治之大成。

王好古的三陰學說在今日仍有非常重要的現實意義。隨著經濟水準的提高，雖然冬日的寒冷可以透過增添衣物和提供暖氣解決，但是夏天人們卻過度貪涼，冷氣開足，肆意喝冷飲，很多年輕人要風度不要溫度，「低肩裝露鎖骨，露臍裝顯腰細，褲子也要有洞洞才時髦」，硬生生為自己營造了感受陰邪的條件。由於現代社會生活節奏快，工作壓力大，很多人飲食不規律，經常通宵熬夜，長此以往，脾胃損傷日久，陽氣虛耗甚多，極易引起腹痛洩瀉、關節冷痛、痛經、閉經甚至不孕不育等症狀。

王好古的代表著作是論述陰證的專著《陰證略例》。此外，他還著有《醫壘元戎》、《此事難知》、《癍論萃英》、《湯液本草》等，為歷代醫者所重視。

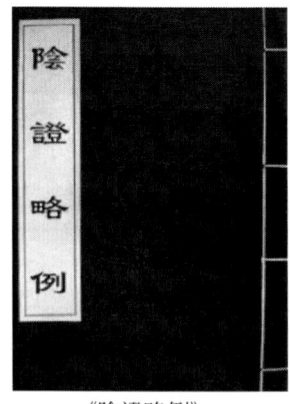

《陰證略例》

一 衛生寶鑑羅天益

李東垣有位親傳弟子叫羅天益，他對東垣脾胃學說的傳承和發展發揮了關鍵作用。

羅天益，字謙甫，元代真定路藁城人，也有人說他是真定人。生卒年不詳，約生活於金興定四年（1220）與元至元二十七年（1290）之間。

羅天益自幼聰敏，熟讀四書五經，尤擅詩詞歌賦，本想考取功名，卻生不逢時，正值蒙古、金、南宋等混戰時期，遇到中國科舉史上最長的一次中斷。從端平元年（1234）到皇慶二年（1313），北方的蒙元統治區域內近百年停廢科舉。

羅天益審時度勢，棄儒習醫，刻苦鑽研《內經》、《難經》等經典醫籍，此刻的他渴望有名師幫他照亮前行的路，因為這書讀起來實在太難了。

補土派李東垣此刻也已經進入中老年時期，其學術思想已漸成體系，迫切地想找個徒弟將學問傳下去，此時李東垣的朋友周德甫便將羅天益介紹給他，師徒的這場相遇在中醫史上留下了濃墨重彩的一筆。

羅天益是帶著拜師信去見李東垣的，信寫得畢恭畢敬，誠意滿滿。李東垣初見羅天益，看過拜師信，備受感動，覺得這小夥子為人實在，性情敦厚，一見如故。作為老師，李東垣還是要考察他一下，問道：「你為什麼要學醫啊？是為了錢還是為了傳承學問？」羅天益的回答可謂是實在又不庸俗的標準答案，他說：「我雖然不夠聰明，但是如果蒙先生不棄，我願傳承您的學問。」這話說到了李東垣的心坎上，便同意收羅天益為徒。羅天益從此便正式開始了跟師的漫漫學醫路。

第五章　醫派紛呈

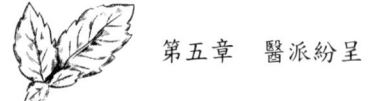

跟師學習期間，李東垣知道羅天益家境貧寒，便時常自掏腰包資助他，羅天益再三推託，李東垣卻說：「我都已經打算把我畢生所學都傳授給你了，還在乎這點錢嗎？快收下。」

羅天益感激不已，不僅能跟老師學醫，亦無養家餬口的後顧之憂，踏踏實實地按照老師要求熟讀《難經》、《內經》、《神農本草經》等經典醫籍，分析古今醫案，跟隨老師診病，及時總結經驗。

李東垣經常教導羅天益：治病要尊古而不泥古，還要自出心悟，做到辨證施治，才能收到較好療效。比如，同一種病，南北方的治療就有差異，處方用藥要根據不同情況，靈活變化。在這方面，李東垣有很多經驗，他要求羅天益根據《內經》進行總結，分類歸納疾病的治療方法。

羅天益根據老師的要求，先後寫了三次，但是老師均不滿意，羅天益認真思考，仔細推敲，又用了三年時間，終於總結出老師的學術觀點和經驗，編寫了一部《內經類編》。書成之後，老師很滿意並大加讚賞。

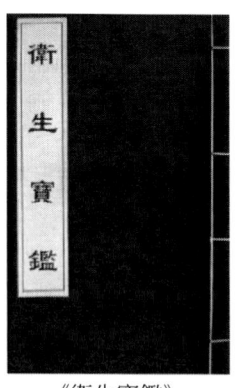

《衛生寶鑑》

東垣臨終時，又將自己平日的著述手稿整理好了放在案上，交給羅天益，並告誡他：這些稿子交給你，不是為了我自己，也不是為了你，

而是為了天下後世的人，千萬不要將它淹沒，一定要整理刊行，推而廣之。

後來，羅天益謹遵師囑，焚膏繼晷，將師父的書稿彙編成冊。可惜的是，有些書已經失傳了。

元憲宗元年（1251），東垣老人謝世，羅天益異常悲痛，親自為師送葬。對師母王氏侍如生母，十多年間奉養不絕，直到老人80歲壽終。而且在此後30年裡，他還經常赴東垣祠堂祭拜。

羅天益生活的年代，正值蒙古帝國的鼎盛之時，元兵不斷東征西伐，南侵北進。羅天益被徵召為軍中太醫，隨軍征戰。

羅天益利用在軍中行醫之便，四處訪師問道，採納眾長。比如，憲宗二年，曾跟劉禪師學治瘡瘍之法；次年，從隨軍太醫顏飛卿處學治外科病方四首，並在竇漢卿指導下精習針灸。此外，他還從濟南劉太醫處得眼科名方金露膏。

由於他虛心善學，醫術不斷精進。元至元五年（1268）春，參政楊正卿年七十二歲患風痰眩暈，心悸耳鳴，臥床半年不起，羅天益用天麻半夏湯治療，數劑而癒。楊氏感激不盡，寫了一首詩加以讚揚：「東垣老人醫中仙，得君門下為單傳，振枯起怯人生脈，倒生回死居十全。」

晚年，羅天益在診務之餘，又寫了自己的著作《衛生寶鑑》24卷。這部書以《內經》理論和李東垣學術觀點為依據，兼採眾家之長，並結合自己的經驗，整理編輯而成。內容包括「藥誤永鑑」、「名方類集」、「藥類法象」、「醫驗記述」等，當年那封「拜師信」被放在這本書目錄前面。

羅天益在李東垣的脾胃學說基礎上，進一步用連繫的觀點分析其他臟腑對脾胃的影響，提出脾胃損傷須分飲傷、食傷和勞倦傷，且要求進

第五章　醫派紛呈

一步辨別虛中有寒和虛中有熱。他全面地傳承了易水學派的臟腑辨證、脾胃學說、藥性藥理等醫理，並且在臨床實踐和廣泛學習各家學說的基礎上，發揚和補充了李東垣的脾胃學說，成為易水學派理論形成和發展過程中承前啟後的一位重要醫家。

世醫得效危亦林

元朝元貞年間，江南一帶出現了一位年輕有為的醫者，他治療內、外、婦、兒、骨傷、口齒、咽喉、眼等諸科疾病無不應手奏效，而且秉性仁厚、醫德高尚，一時求診者絡繹不絕。他就是出身於中醫世家的危亦林。

危亦林（1277-1347），字達齋。祖籍撫州，後遷南豐。曾任南豐州醫學教授。與陳自明、嚴用和、龔廷賢、李梴、喻昌等人並列為江西歷史上十大名醫。

危亦林出身世醫之家，其五世祖危雲仙是宋朝名醫，伯祖危子美專攻婦人及正骨金鏃等科，祖父危碧崖擅長小兒科，伯父危熙載以眼科著稱。危亦林自幼受到薰陶，對他後來成為名醫產生了重要影響。

危亦林聰敏好學，幼讀儒書，弱冠業醫。盡覽家中所藏醫書，閒暇之時跟隨伯父等人一同看診，毫不怠慢，最終盡得家學。除了家學之外，還師從本州江東山習瘍科，師從臨川範叔清習咽喉口齒科。數年之後，危亦林成為當地兼能各科的名醫。

有一天，一位老婦人登門求醫，神色極為慌張，不等危亦林開口詢問，便跪倒哭訴：「大夫，快救救我的兒子！」危亦林連忙攙起老婦，見她隻身一人，便問：「病人現在何處？是什麼病症？」

老婦道：「這幾天陰雨不斷，我家房屋漏得厲害。今早，我兒子上房修瓦，不小心腳下打滑，竟從房上摔了下來。現在人昏過去了，我一把老骨頭，沒有力氣動他，也不知他傷了何處。」危亦林聽罷說道：「不動就對了！走，我這就隨您去看看。」

來到老婦家中，見一壯年男子倒在地上。危亦林上前檢視，見男子神志已然清醒，便說道：「先不要動，我替你檢查一下。」

危亦林檢視男子上下肢的活動情況，認為沒有大礙，對他們說：「這是脊骨挫傷了，好在尚未損及骨髓，我幫你治療。」說著，召集鄰里三人，合力將男子抬到房內。

他指揮眾人用軟繩繫住病人腳踝，將其吊起，頭部向下，將身體自然伸直。這樣，脊柱在自身重力的作用下恢復正常位置。

接著他又取來桑皮、杉皮和棉布，層層包裹男子的身體，發揮固定的效果。並囑咐道：「這幾日暫不可彎曲身體，吃上我的藥，你身強力壯，很快就能恢復的。」

這就是著名的治療脊柱骨折的「懸吊復位法」。

1927年，英國醫學家戴維斯（Davis）才提出類似的懸吊復位法治療脊柱骨折，而危亦林領先他600多年。

天曆元年（1328），危亦林出任南豐州醫學教授，接著又任官醫副提領之職。他想到先輩醫學傳授之難，不應自祕所學，於是自天曆三年起，花了7年功夫編寫醫書。他按照太醫院頒布的十三科名目，選取古方，參以家傳之方，將平時驗而無失者，編撰成《世醫得效方》。這是一部綜合性方書，尤以骨傷科內容最具特色。

第五章　醫派紛呈

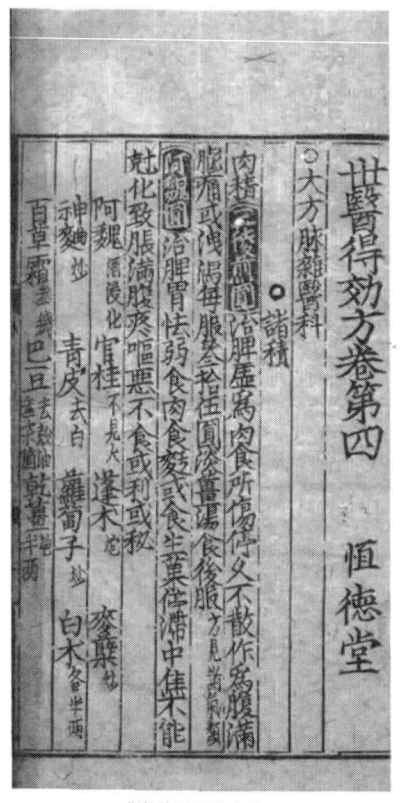

《世醫得效方》

　　書中論述了骨折、脫臼、箭傷等傷科治療手法，記載了豐富的外科工具，如針刀、剪、刀、鉗、鑿、麻線、桑白線等，以及使用草烏散（主要成分是曼陀羅花）進行全身麻醉的過程。

　　《世醫得效方》內容豐富，流傳廣泛，集中反映了金元時期骨傷科的發展水準，不僅對中華臨床醫學有極大的指導意義，而且流傳到海外，對日本接骨術的形成也產生了很大影響。

一 善思篤行滑伯仁

滑壽（1304-1386），字伯仁，晚號攖寧生，祖籍許州襄城。元朝初年，其祖輩和父輩到江浙一帶做官，舉家遷至儀真。滑壽生於此，晚年則寄居浙江餘姚。

滑壽自幼聰敏，相傳能日記千言。早年師從韓說先生習儒，研讀《詩》、《禮》，能詩善文，出口成章。元至正五年（1345），滑壽考中舉人，本想透過仕途施展一腔熱血，卻不承想戰亂來臨，各地戰火紛飛，科舉未能遂心。於是，滑壽決心放棄仕途，學習岐黃之術，潛心醫藥。

據記載，滑壽初期數次拜訪京口名醫王居中，態度極其誠懇，王居中見滑壽心誠志堅，是可造之才，便收他為徒。

王居中認為醫學淵源於黃帝、岐伯，所以授予滑壽《素問》、《難經》二書，並囑其定要潛心學習這兩本書。但是滑壽並沒有像當時大部分「醫學生」一樣，不明文義便背誦，在學習知識方面也不是「拿來主義」，他具備很強的獨立學習意識、自我學習能力以及思辨能力。

滑壽在研習二書時，雖感其義理深奧，但是也勇於質疑，並不盲從師說古訓。由於滑壽早年習儒，有深厚的文字功底，對文字的古音義非常熟悉，又深感《素問》和《難經》原書結構層次欠缺，文字亦有缺漏，便將原書中的內容加以分類彙編和注釋，做成自己的「讀書筆記」。

王居中對他這種學習精神大加讚賞，對這兩本「讀書筆記」更是嘆為觀止，認為他的學生滑壽在這方面已經超過了自己，並預言滑壽將來一定會在醫學事業上有所成就。果然，這兩本「讀書筆記」後來成為《讀素問鈔》和《難經本義》二書，一直影響很大。

第五章　醫派紛呈

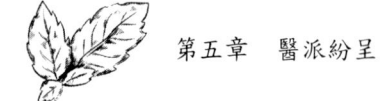

滑壽後來負笈千里來到山東東平，跟隨高洞陽學習針法，盡得其傳。

滑壽深感自從方藥盛行以來，針灸逐漸被人忽視，甚至不明經絡，僅憑「阿是穴」診治疾病。於是，他在經絡和穴位考據上下了很大功夫，不僅循經考穴、訓釋名物、編寫歌訣，還提高了任、督二脈的地位，將其與十二經合為十四經。這些研究成果最後彙整合《十四經發揮》一書。

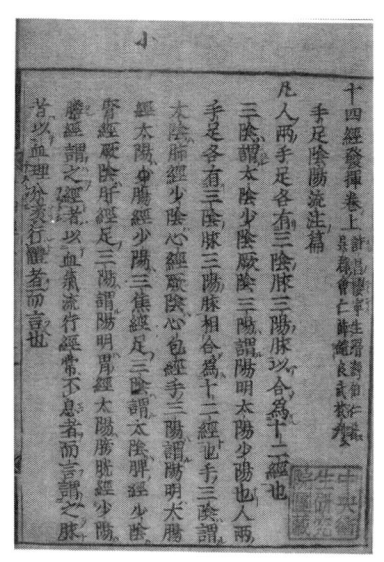

明刊本《十四經發揮》

滑壽還在這本書裡較為完整地繪製了經絡穴位分布路線的全圖。有位針灸學家曾評價：「針灸得盛於元代，滑氏之功也。」這本書不僅對中華針灸界的發展發揮了承上啟下的作用，也遠播北韓、日本等國，對針灸的發展具有一定貢獻。

滑壽認為，在社會的各行各業中，醫學是最不可或缺的。而醫生的水準在相當程度上取決於診脈。因此，滑壽在脈診方面非常用功，先總

結了元代以前的脈學，並結合自己的心得並寫成了《診家樞要》這本書。他強調，醫生診脈時必須先調整自己的氣息，以便集中注意力觀察患者的脈象；並且以「浮、沉、遲、數、滑、澀六脈」為綱，統括論述了30種脈象的名、象及主病。

滑壽醫術高超，且醫德高尚，凡治病救人，均將生命放在第一位，不計較報酬多少。滑氏所到之處，人們爭相邀請他診病，在江、淮、吳、甬間一帶被尊為神醫。當時著名的文學家朱右、戴良、宋濂和醫學家呂復等，均與滑壽交好，對他的為人及醫術大加讚賞。戴良贈詩曰：

貌不加豐，體不加長，

英英奕奕，其學也昌。

早啄《詩》《禮》之精華，

晚探《素》《難》之窈茫。

推其有，足以防世而範俗，

出其餘，可以滌髒而湔腸。

滑壽擅長治療婦科和兒科病症。據記載，某年秋日，滑壽與友人同遊虎丘山，遇到一婦人難產，同行的友人嘗試了好多方法均無效，只見產婦滿頭大汗，甚至已經沒有力氣喊出聲音了，滑壽見到路邊新落地的梧桐葉，命人水煎梧桐葉，讓產婦喝下，不一會兒，產婦順利產下一小兒。

周圍的人都很奇怪滑壽這方子的用意，滑壽便告訴他們：「該婦人懷胎十月卻難產，是因為氣不足，婦人生子如同瓜熟蒂落，秋天霜打的梧桐葉有下降之性，所以用梧桐葉助產，正是同氣相求之義。」

第五章　醫派紛呈

滑壽發現在麻疹尚未透發之際，口腔內先見斑點，這種可以幫助診斷小兒麻疹的「滑氏斑點」，至今已沿用600餘年，頗受中醫界及廣大學者的重視。

滑壽一生勤於著述，將其所學所得及臨床經驗都整理成書，其代表著作是《讀素問鈔》、《難經本義》、《十四經發揮》，此外還有《醫韻》、《傷寒例鈔》、《診家樞要》、《攖寧生要方》、《醫學引彀》、《攖寧生補瀉心要》、《痔瘻篇》、《滑氏方脈》、《滑氏醫韻》、《麻疹全書》、《滑伯仁正人明堂圖》等。

滑壽除早年習儒之外，其思想也深受道家影響，例如其晚號「攖寧生」，源於《莊子・大宗師》：「其為物，無不將也，無不迎也，無不毀也，無不成也，其名為攖寧。」意為接觸外物而不為所動，保持心神寧靜。在養生方面，他提倡動靜結合和內外兼修。

生活在元末明初的滑壽，以其勤學善思和明辨篤行的學習態度，先發大慈惻隱之心、誓願普救含靈之苦的高尚醫德，點亮了中醫學在元明之間的這棒火炬。

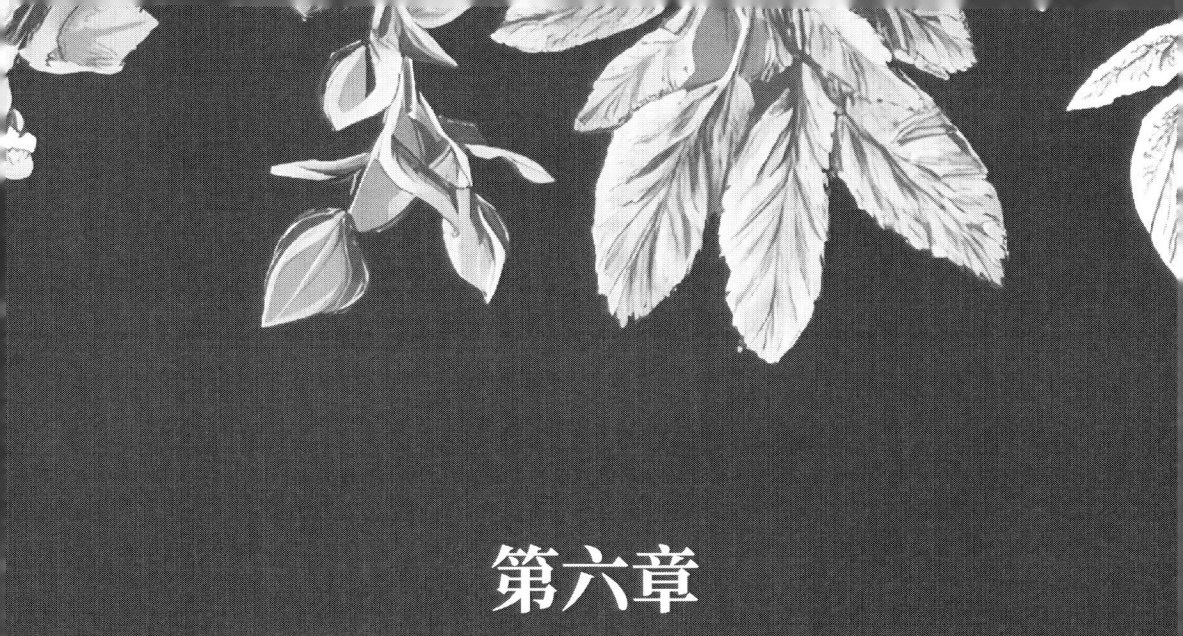

第六章
醫學大成（上）

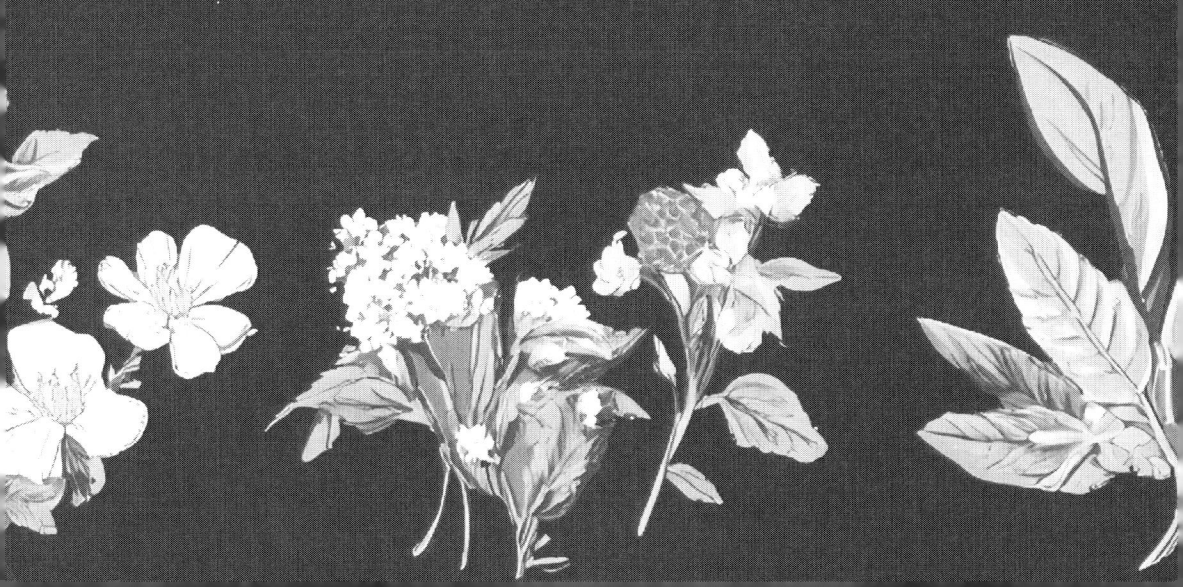

第六章　醫學大成（上）

時至明清，中醫學的發展呈現出一派繁盛輝煌的氣象，堪稱醫史上的鼎盛時期。著名醫家燦若繁星，各類著述浩如煙海，學術思想交相輝映，臨床成就不勝列舉。

明清時期考據之風盛行，受此影響，醫學經典著作的整理、校勘、注釋與研究，如對《內經》、《傷寒雜病論》的研究，對《神農本草經》的輯復等，都達到了一個高峰。其中，《內經》的研究出現了全文注釋與分類節要注釋；《傷寒論》的研究開啟了「錯簡重訂派」與「維護舊論派」的學術之爭；在輯復、整理的基礎上，形成了以《神農本草經》為藥學研究基礎的本草研究流派。

隨著文化教育的普及和出版業的發展，大型文獻的編纂與刊刻蔚然成風，著名的類書《永樂大典》、叢書《四庫全書》均成書於此時期。在醫學方面，也出現了各種全書、類書和叢書。對後世影響較大的有樓英的《醫學綱目》，以陰陽臟腑為綱、病症為目，廣匯諸家學說；王肯堂的《證治準繩》，又名《六科證治準繩》，是一部具有叢書性質的全書，包括《雜病症治準繩》、《雜病症治類方》、《傷寒證治準繩》、《瘍科證治準繩》、《幼科證治準繩》、《女科證治準繩》六種；張景嶽的《景嶽全書》博綜百家，系統論述各科疾病症治，體現溫補思想；《醫宗金鑑》是由政府主持編纂的一部叢書，供太醫院診療與教學之用，可稱為「御纂醫學教科書」，因其條目清晰，文、圖、歌訣並茂，適於初學者入門使用，對後世影響較為廣泛。

本草學成就首推李時珍的《本草綱目》，該書徵引書目八百餘種，綱舉目張，創立了當時最先進的藥物分類法，是古代本草的巔峰之作。趙學敏對《本草綱目》拾遺補缺，著成《本草綱目拾遺》，具有很高的學術價值。

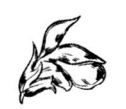

同時還出現了編寫角度各異的本草書籍，如食物本草《救荒本草》、地方本草《滇南本草》、啟蒙讀本《本草蒙筌》、普及讀本《本草備要》、專論炮製的《炮炙大法》、側重配伍的《得配本草》等，風格多樣，異彩紛呈。

這個時期，方劑學進入全面、系統的總結階段，出現了中華古代最大的綜合性方書——由朱橚主持編纂的《普濟方》，載方6萬餘首，輯錄了明以前歷代醫家的方書方論，規模宏大。吳崑的《醫方考》、羅美的《古今名醫方論》、汪昂的《醫方集解》等注重方劑的考證和義理的闡發，是影響較大的考釋類方書。同時出現了適用於普及的簡明實用方書和湯頭歌訣。

臨證各科均有突出成就。在內科學方面，出現了以薛己、汪機、張景嶽、趙獻可為代表的明代溫補學派，重視命門和脾胃先後天陽氣，糾正了自元末至明初丹溪滋陰學說的流弊。

「補藥殺人無過，瀉藥救人無功」，這是清代醫療活動中的普遍現象。誤用人參導致病症加重的，不會受到苛責；對證應用大黃治癒頑疾的，往往備受非議。

溫補一派原本是為了補偏救弊，最終卻導致了矯枉過正的局面。社會大眾普遍接受補法，患家心甘情願，醫者不明所以，導致溫補法濫用肆用的情況較寒涼派更為嚴重。

為了再一次匡正醫理，諸多醫家紛紛著書立說，澄清用藥準則，由此，以徐大椿為代表的反溫補學派誕生了，對正確理解、應用溫補學說和滋陰學說啟發較大。

在外科學方面，陳實功的「正宗派」、王維德的「全生派」、高秉鈞的「心得派」相繼形成，象徵著中醫外科的成熟。婦產科更加全面與實用，

第六章　醫學大成（上）

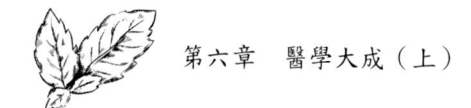

對後世影響最大的是傅山的《傅青主女科》。兒科在小兒常見傳染病方面的認識與診療水準有了新的發展。針灸科方面，高武針對男、女、兒童骨度分寸的不同，分別鑄造了3具針灸銅人，為學習和研究針灸提供了新的視角；楊繼洲總結了明代以前的針灸經驗，以選穴簡要、重視補瀉手法為特色，纂成《針灸大成》，成為明以後300年間流傳最廣的針灸學著作。此外，這個時期還出現了《名醫類案》、《續名醫類案》等大型醫案類書，以及數量眾多的各家醫案，留下了數以萬計的真實臨床診療記錄。

明清時期，由於城市的發展和人口密度的增加，加之自然災害和戰爭，瘟疫不時大規模流行，溫病學由此從傳統的傷寒學中分離出來，形成相對獨立的學科。明朝末年，第一部疫病專著《溫疫論》問世，創造性地提出了「癘氣致病說」，是溫病學說、溫病學派創立的象徵。此後，溫病學派名家輩出，葉桂、薛雪、吳瑭、王士雄影響最大，被稱為「溫病四大家」。葉桂闡明瞭溫病的病因、感邪途徑和發生發展規律，與傷寒截然分開，並創立了衛氣營血辨證體系；薛雪對溼熱病進行了專題研究，系統總結了溼熱病的病因病機、臨床表現、變化特點、辨證綱領和治療法則；吳瑭建立了三焦辨證體系，把溫病傳變與臟腑病機連繫起來，為溫病學說的理、法、方、藥系統化做出了突出貢獻；王士雄集前代溫病學研究之大成，首次將溫病分成新感和伏邪兩類，對伏氣溫病有深入的認識。這些溫病學家都注重、推崇張仲景的《傷寒論》，又根據時代的特點、病症的變化，提出新的觀點和思路，體現了中醫因時、因地、因人制宜的靈活性，同時也完美地詮釋了中醫的「守正創新」。

本章因內容較多，分為上、下兩部分，概要講述明清時期醫學的主要成就。

一 普濟天下六萬方

有這樣一部書，由一代藩王親力親為，載 1,960 論，分 2,175 類，列 778 法，附 239 圖，錄 61,739 方，總計 950 萬言，篇帙巨大，內容豐富，為中華古代方書之最。

這就是誕生於明代，集先前方劑之大成，旨在博採眾長、濟世安民的《普濟方》。書名「普濟」，義在以人為本，集天下之法以救蒼生。組織編撰此書的是明藩王朱橚。

朱橚，明太祖朱元璋的第五個兒子，明成祖朱棣的胞弟，生於顯赫的帝王之家。他喜好讀書，廣泛遊歷，最愛在青山綠水間觀察植物百態。為了方便研究，專門修建了一處庭院，種植來自各地的野生植物。在他看來，能夠救死扶傷、袪病延年的醫藥，是人類健康的必要保障，是造福百姓的偉大事業。

洪武三年（1370），朱橚受封為王，洪武十四年就藩於開封。曾因擅自離開藩地被流放到偏遠的雲南。

雲南地處西南邊陲，人煙稀少，經濟貧困，山林中瀰漫著重重瘴氣。百姓常因瘴毒致病，卻難以得到及時救治。每逢天災之年，顆粒無收，當地人民只好採食野草根皮充飢，時有誤服毒草而喪生的意外發生。

朱橚感慨民生疾苦，深深地體會到編著方書、普及醫藥知識的重要意義，於是傾付半生精力，蒐集、考證、親驗、彙編，完成了《保生餘錄》、《袖珍方》、《救荒本草》和《普濟方》等多部醫藥著作，對中國醫學發展做出了很大貢獻。

第六章　醫學大成（上）

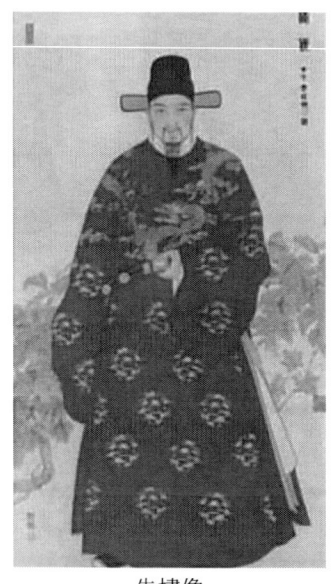

朱橚像

　　《普濟方》成書於永樂四年（1406），是中華歷史上最宏偉的中醫方書。由朱橚主持，滕碩、劉醇等編寫。原為 168 卷，《四庫全書》本改訂為 426 卷。

　　書中內容分為總論、臟腑身形、諸疾、瘡腫、婦人、嬰孩、針灸七大部分，涵蓋中醫基礎理論和臨床各科。廣泛輯錄了明以前歷代醫家的方書方論，規模空前宏大，為後世中醫學研究提供了極為豐富的資料。

　　總論部分突顯了中醫重視天地時氣、以臟腑為核心的辨治體系。其後部分詳述各科病症，於每一病之下，備舉諸方諸法，各門各證編次條理清晰。書中兼納傳統文化中的醫學相關內容，包括傳記、雜說、道藏、佛經，內容十分豐厚。

　　《普濟方》編著完成之後，由於篇幅浩大，難以批次刊印發售，主要以借閱抄錄的形式流傳，因此影響力不如同時代或同類別的其他著作。

亦有學者對此書持批評的觀點，認為其中內容重複混雜，龐亂無章，又因抄寫導致諸多錯謬，空有篇幅，實際於臨床難以應用。

然而，我們不可否認《普濟方》舉足輕重的醫史文獻學價值，以及對前代醫學成就總結的歷史貢獻。

古代知識傳播率低，醫學著作難以留存，許多珍貴的典籍因此亡佚。朱橚憑藉自己的政治地位和經濟實力，在全國範圍內深度蒐集醫藥資料，並召集著名學者、畫師參與本書編繪。可以說，《普濟方》的編著工作彙集了全國之力，使15世紀以前的中醫方論得以系統總結，是自古以來收輯最為全面的一次，尤其是散佚於宋元時期的醫學著作，受益於本次彙編，得以儲存。

在難民沒有糧食，被迫以野草充飢，卻不能辨別有毒無毒時，身為藩王的朱橚，不忍百姓無辜喪生，親自採藥嘗驗。面對侍從的勸諫，他曾說道：「昔日神農不顧危險，甘願為天下蒼生試藥。我不過是一介凡人，和廣大民眾的生命比起來，又算得了什麼呢？」他曾徵集400多種可以食用的植物，種在苗圃中，親自觀察，等到生長成熟，召畫工繪畫成圖，編纂成書，這就是《救荒本草》。這部書收載了植物414種，其中276種是以往本草書中所沒有提及過的，是一部風格獨特的食物本草。荒災之年，老百姓可以按圖索驥，在田野中尋求可以充飢救命的植物。

《普濟方》是一代藩王的宏大之作，寄予了他以民為本、厚德為懷的仁心。世間萬物終會消散於無形，唯有善舉才能代代流傳下去。中醫是先民贈予我們的智慧，不僅僅是一門技術。除了學術價值，不妨溫情地看待《普濟方》的人文價值，亦可聊表我們對先賢的敬畏與愛戴。

第六章　醫學大成（上）

一　醫著等身薛立齋

自金元以來，「寒涼」、「滋陰」學說興盛，苦寒清降、瀉火涼血的醫方大為流行，一旦使用不當，每每克伐生氣，繼而導致諸多流弊。在這種情況下，重視脾腎的溫補學派應運而生。

顧名思義，溫補學派以溫養補虛、善用甘溫為治療特點，其領軍人物首推明代醫家薛己。

薛己（1487-1558），字新甫，號立齋，江蘇吳縣人。自幼聰慧，父親薛鎧為太醫院醫士，既有良好的家傳祖訓，又精勤不倦，一心工於醫學。正德年間選任為御醫，後官至太醫院院使。宮中收錄天下醫籍最全，薛己得以博覽群書。他本以外科為長，後融會諸家，精通各科。

中年告歸之後，薛己致力於著書、校書、評書，一生著作頗豐，如《外科樞要》、《內科摘要》、《女科撮要》、《癘瘍機要》、《正體類要》、《校訂婦人大全良方》等。其中少有長篇論述，大多附以醫案來表達自己的學術觀點。

有一次，知府徐克銘病發熱口渴，輾轉求醫不效，反而增加頭暈耳鳴、大小便不通、胸膈痞滿等症狀，於是延請薛己診治。

薛己問診切脈後，一併檢視前醫方藥，不禁搖頭嘆息，道：「大人屬脾胃陽衰之體，平日必有納食欠少、肢體睏倦，此番發熱並非實火旺盛，而是脾胃元氣不足，虛火浮越。實在不該再用黃檗、知母這類苦寒清火藥，應該用東垣先師的補中益氣法，甘溫除大熱。」

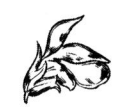

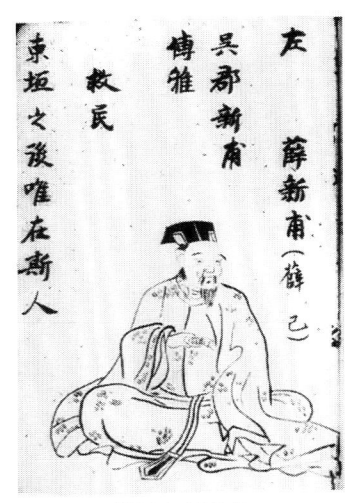

薛己木刻畫像

　　言語之間，徐知府頻頻點頭稱是，對薛己的論述佩服至極，當即按方取藥。一劑之後，病已好了大半。此後又以八珍湯（氣血雙補方）加減善後，漸至痊癒。

　　薛己繼承家傳，同時重視王冰、錢乙、張元素、李東垣等人的學說，倡導溫補，重視脾腎。當時元末明初，丹溪之法廣受推崇，世醫不詳察病症，肆意投用寒涼苦藥，造成了莫大的隱患。薛己勇於發聲，補偏救弊，成為明代溫補學派的先驅。

　　某日，一婦人因月經病前來求診。她自上次行經之後，出血淋漓一月未盡。薛己切脈望舌，問道：「夫人是否常感頭暈心悸，納食不香，以往經血乾淨時又有帶下色濁之症？」婦人應聲稱是，薛己心下明瞭，提筆寫方。

　　待婦人去後，門徒問道：「方才看師父用藥偏於溫補，然古書有云『血得熱則行』，此方用於出血是否有不妥？」薛己淺笑，答曰：「此人

第六章　醫學大成（上）

不同以往，經血不止，全因脾氣不能升舉，若用涼血止血，必然重傷脾胃，導致變證叢生。現今苦瀉之法盛行，脾胃氣弱者多，用藥不可孟浪，務必顧護脾胃。我們且看療效如何。」三日後婦人再次登門，她經血已停，特來告知。

醫學流派盛行的因素是多方面的，為醫者不可偏聽偏信。薛己顯然是具有批判精神的醫學大家，他深入研習中醫經典，結合當世社會因素，開創了符合當時實際的學術理論。

秉承《黃帝內經》中「治病必求於本」的思想，薛己認為「本」有兩方面的含義。其一，指代疾病辨治的核心，把病機、證型當作治療的眼目。其二，「本」是生命的立足點，人以脾胃為本，重視脾氣下陷的病理意義。因此重視溫補，這對後世李中梓、張景嶽、趙獻可等醫家均有很大影響，由此開啟了後世諸家深入探索溫補理論的新篇章。

一　本草巔峰在「綱目」

在漫長而輝煌的中醫發展史上，不僅醫家繁若群星，而且醫籍也數不勝數。如果讓我們舉出兩部最有代表性的醫書，一部當是被譽為「至道之宗，奉生之始」的《黃帝內經》；另一部則非李時珍的《本草綱目》莫屬了。

李時珍（1518-1593），字東璧，號瀕湖，蘄州人。祖父是一位鈴醫（走方醫）；父親李言聞醫術高明，曾任太醫院吏目，著有《四診發明》等書。李時珍受家庭薰陶，自幼便跟隨父親診病、採藥、抄寫藥方。

當時醫生的社會地位較低，父親希望他走科舉之路，攻讀四書五經以求仕途。14歲時李時珍便考中了秀才，但是接下來的3次鄉試都沒能如願。

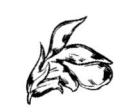

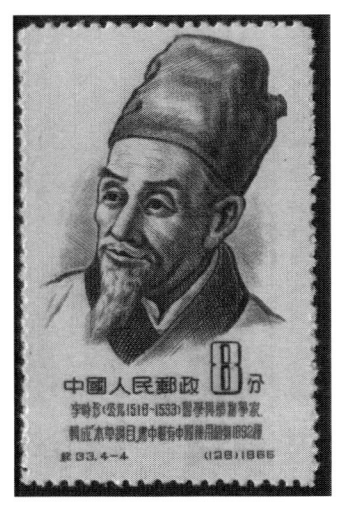

紀念李時珍的郵票

從此以後，李時珍放棄科舉，專心從醫。他閉門苦讀達10年之久，廣泛涉獵史學、哲學、文字學等領域，對醫藥學更有深入的研究和思考，為之後的行醫濟世打下了堅實基礎。

據清代顧景星《李時珍傳》記載，嘉靖二十一年（1542），蘄州荊王府富順王朱厚焜想要廢嫡立庶，將王位傳給庶子。這時，嫡子生病了，請李時珍診治。了解病情以後，李時珍用一付湯藥就治好了。

富順王問：「這是什麼湯藥，效果如此神速？」

李時珍便告訴富順王：「這是一付『附子和氣湯』。」

富順王聽了以後頓悟其意，「附子和氣」與「父子和氣」諧音。後來還是將王位傳給了嫡子。

楚王朱英聽說以後，聘請李時珍任楚王府「奉祠正」，掌管王府醫療事務，此間李時珍治好了楚王世子的病。經楚王舉薦，李時珍到太醫院工作。一年後他辭去太醫院職務，返回蘄州。

第六章　醫學大成（上）

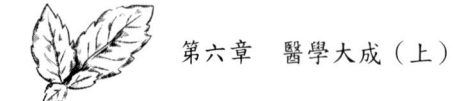

　　這期間，李時珍經常出入於太醫院的藥房及御藥庫，認真仔細地比較、鑑別各地的藥材，蒐集了大量的資料，同時還有機會飽覽王府和皇家珍藏的各類典籍。與此同時，李時珍還從宮廷中獲得了當時民間的大量本草的相關資訊，並看到了許多平時難以見到的藥物，開闊了眼界，豐富了知識。

　　李時珍在行醫過程中，發現以往的本草書中存在著不少錯誤，也有闡發不足或缺漏的地方。有的把一種藥誤認為幾種，有的把幾種藥混為一種，有的藥圖與藥名不相符……他還目睹了因本草書記載錯誤，用藥失誤而導致病人死亡的慘痛事件，於是決心重修本草，編寫《本草綱目》。

　　李時珍用了 27 年時間，到明神宗萬曆六年（1578），60 歲時才完成《本草綱目》的初稿。

　　編寫工作展開的前 16 年，他採方問藥，廣泛收集資料，是一個累積的過程；後 11 年，以唐慎微《證類本草》為藍本，撰寫完成初稿。接下來，又做了 3 次修改，才最終定稿完成。

　　《本草綱目》凝聚了李時珍一生的心血。為了編撰《本草綱目》，李時珍做了大量工作。他參考了 800 多種文獻，除歷代的本草書、醫書外，還涉及經史百家 400 多種。這在當時的條件下，是極其不容易的。

　　為了弄清楚藥物的性狀和生長情況，獲取準確的第一手資料，李時珍除了「讀萬卷書」外，還「行萬里路」。他多次外出考察，足跡踏遍了湖北、湖南、江西、安徽、江蘇、河南、河北、山東、福建、廣東等地，做了大量的實地考察工作。

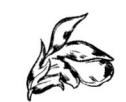

比如蘄蛇一藥，也就是蘄州產的白花蛇，有劇毒，但是同時有很好的藥用價值。李時珍為了解蘄蛇的形態和生活習性，冒著生命危險，多次攀登龍峰山，在捕蛇人的幫助下，觀察了蘄蛇的特徵，以及捕蛇、製蛇藥的全過程，並作了真實紀錄。

李時珍的家鄉是湖北、河南、安徽、江西四省交會之地，數省的藥材都在此交易，李時珍藉此便利條件，從藥材市場和藥材商人那裡獲得了不少知識。他還廣泛請教群眾，向藥農、樵夫、獵人、漁民等了解藥物知識。

就這樣，李時珍透過27年的艱辛努力，撰成《本草綱目》52卷。這部鉅著總結了16世紀以前中華文化的藥物學成就，共收載藥物1,892種，附圖1,100多幅，是一次藥物學的大總結。

為了把這1,892種藥物清晰、有條理地表述出來，李時珍採取「物以類聚，目隨綱舉」的方法，創立了當時最先進的藥物分類法。

李時珍首先把這1,892種藥分為16部。這16部包含了3個等級：第一個等級是水、火、土、金石，第二個等級是草、谷、菜、果、木、服器，第三個等級是蟲、鱗、介、禽、獸、人，是從無生命到有生命，從植物到動物，從低階到高級來排列的，最高級的便是「人」。在16部之下，李時珍又將每部再分類，共計60類。這就發揮了綱舉目張的作用。

《本草綱目》不僅是一部藥物學著作，還包含了植物學、動物學、礦物學、物理學、天文學、氣象學、農藝學等領域豐富的知識，是一部百科全書式的鉅著。

第六章　醫學大成（上）

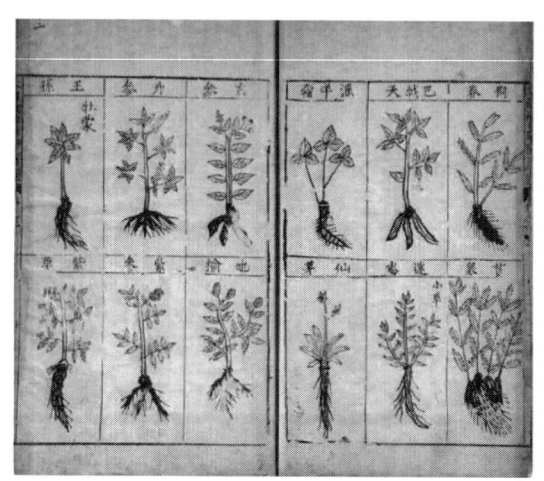

《本草綱目》（明萬曆二十一年金陵胡承龍刻本）

《本草綱目》很早就流傳到北韓、日本、越南等國，先後被譯成日、朝、英、法、德等多種文字，在亞洲、歐洲、美洲的許多國家和地區產生了巨大影響。英國科學家、中國科學院外籍院士李約瑟在所著《中國科學技術史》中評價道：「毫無疑問，明代最偉大的科學成就，就是李時珍那部在本草系統書中登峰造極的著作《本草綱目》。」

古今醫統徐春甫

明代帝王之家常用的一張養生方是「二仙膏」，選用人參、黃耆、枸杞、熟地等藥熬製，以鹿角膠、龜板膠「二仙」收膏，有益氣養血、培元固本的功效，服之可以延年益壽。此方由名醫徐春甫創製。

徐春甫（1520-1596），字汝元，號東皋。祁門人。家世業儒，幼年從學於太學生葉光山，欲透過科舉求得功名。後因體弱多病，於是拜名醫汪宦為師，專攻醫學。

徐春甫由儒而醫，又勤學苦讀，對各家醫書無所不讀，不數年盡得汪氏之學，且青出於藍而勝於藍，名噪一時。

此後，徐春甫移居北京開業診病。他治病以救人為務，不求報酬，且療效顯著，求治者絡繹不絕。既有窮苦之人排隊以候，也有顯貴之家延請。朝廷為了嘉獎他，曾授以太醫院醫官之職。

明代皇帝尊崇道教，喜好長生不老之術，從太祖朱元璋開始，即有服食丹藥的習慣。但是丹藥多由重金屬物質煉成，對身體健康有百害而無一利。徐春甫對皇帝的需求非常清楚，因此以《內經》「治未病」理論為依託，創立了講究滋補強身、調節氣血平衡，同時兼具扶正祛邪功效，既能治病又能保健的諸多方藥，二仙膏便是其中的代表。

徐春甫重視中醫經典的學習，以《內經》為學術之本，從源及流，博採眾家之長，對李東垣、朱丹溪的醫學理論極為推崇。主張針、灸、藥三者並用。教導弟子師古而不泥古，臨證不可墨守成規，古方應用貴在變通加減。

易水學派的張元素是李東垣的老師，他曾提出咳嗽的辨治要分「咳」與「嗽」，認為有聲者為咳、無聲者為嗽，世人奉為圭臬。但是實際臨床中，「咳」與「嗽」往往相伴而生，區別治療的意義並不顯著。

徐春甫從文字訓詁的角度指出，「咳」字從亥，亥為有形之物；「嗽」字從束、從欠，並非無聲之意。張元素縱為學術大家，他的提法也有不足之處，不僅與字義不符，也不適用於臨床。

徐春甫一生精研篤學，勤於臨床，內、外、婦、兒各科無不精通。中年以後，又多著述，有《古今醫統》、《徐氏二十四劑方經絡歌訣》、《醫學指南捷徑六書》等著作問世，而以《古今醫統》最有影響。

第六章　醫學大成（上）

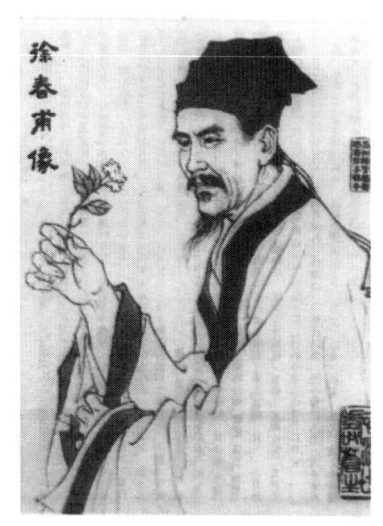

徐春甫像

《古今醫統》又名《古今醫統大全》，全書共100卷，180多萬字，是一部大型醫學全書。

書中廣泛彙總了明以前的醫藥資料，內容包括醫家傳略、各家醫論、脈候、運氣、經絡、針灸、本草、養生、臨床各科證治，是一部內容十分豐厚的醫學全書。該書反映了嘉靖以前的醫藥成就，在中醫理論研究和臨床實踐上具有一定的價值。

為了促進學術交流，端正醫德醫風，隆慶二年（1568），徐春甫在京城組織成立了第一個醫學民間組織──一體堂宅仁醫會。參加者有在京的著名醫家46人，以「窮探《內經》、四子（張、劉、李、朱）之奧，切磋醫技，取善輔仁」為宗旨，強調治學始乎誠意，行醫堅守仁心。

一體堂宅仁醫會尤其重視醫德規範，提出了誠意、明理、格致、審證、規鑑、恆德、力學、講學、辨脈、處方、存心、體仁、忘利等22項從醫要求，正是醫乃仁術、大醫精誠的體現。

針灸大成楊繼洲

明代萬曆年間，曾有這樣一個故事。時任巡按山西的監察御史趙文炳，身患痿痺，四肢肌肉無力、關節疼痛，晝夜不得安寧，嚴重妨礙了公務及日常生活。多方延醫診治，屢進湯藥丸劑，病情卻沒有絲毫改善。

後來有幸請到了身為太醫的楊繼洲為他診病。楊繼洲問症察脈之後，僅僅紮了三針，趙文炳的痛苦便減輕了大半。

萬分感激之下，趙文炳請遠道而來的楊繼洲暫住幾日，以盡地主之誼。兩人攀談過程中，談到針灸的價值，楊繼洲認為，針灸比中藥更有可為之處。他說：「針、灸、藥三者各有所長，然而中藥的功效受到許多客觀因素的影響，比如不同地區的藥品種類、品質就有很大的不同。相對而言，針灸療效全在醫者技藝，且工具小巧靈便，最適合隨身攜帶，以防不時之需。」

接著楊繼洲又說：「古代聖賢十分重視針灸，就《黃帝內經》來說，整部《靈樞》都是有關針灸理法的內容，名醫如扁鵲、華佗，也都以針灸聞名。現在的醫者重藥輕針，反而荒廢了先賢創立的妙法，實在是可惜！」

趙文炳若有所思，問道：「楊兄可有書稿著作？」楊繼洲便將自己正在整理的《衛生針灸玄機祕要》拿給他看。

原來，楊繼洲祖輩皆在太醫院任職，家傳醫術精湛。這部書稿是他在祖傳《衛生針灸玄機祕要》的基礎上，結合自己的臨證經驗編寫的。

趙文炳當即表示，願意出資幫助楊繼洲刊印書稿。楊繼洲感激之

第六章 醫學大成（上）

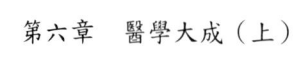

餘，認為此書尚未定稿，體系還不夠完善。於是，在靳賢的協助下，又從《針灸聚英》、《標幽賦》、《金針賦》、《醫學入門》等 20 餘種醫籍中，節錄部分針灸資料並予以注釋，還繪製《銅人明堂圖》，詳記腧穴定位，篇末選附針灸驗案，編撰完畢後，取名《針灸大成》。

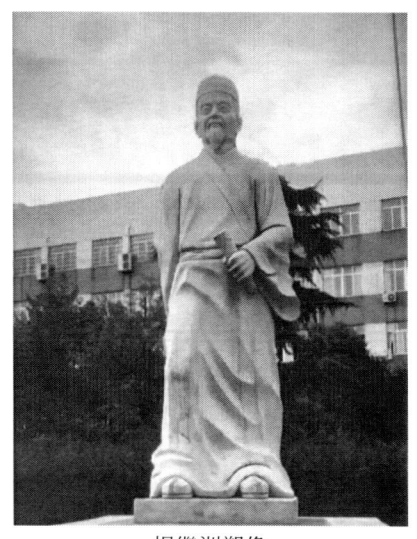

楊繼洲塑像

該書全面總結了明代以前的針灸經驗，以選穴簡要、重視補瀉手法為特色，論述了經絡、腧穴、針灸手法與使用注意事項，並介紹自己的臨證經驗，倡導應用針藥結合的綜合治療模式。

自明萬曆二十九年（1601）《針灸大成》首次刊行後，便受到了醫界廣泛重視，先後重刊、重印近 30 次，而且前五次均為官府刊印，其翻刻次數之多，流傳範圍之廣，聲譽影響之著，在眾多針灸醫籍中皆為罕見，是明以後三百年間流傳最廣的針灸學著作，被醫學界尊為針灸經典。同時，該書的國際影響力頗巨，被譯為多種語言流傳到海外。

楊繼洲在書中寫道，一名合格的中醫大夫應當針藥並舉。他批評了醫者忽視針灸的社會現象，強調針灸在治療中的主導地位。書中附錄的醫案，或為專用針灸，或是針藥結合，亦有因服藥不效，轉用針灸治療痊癒的病例，極大地鼓舞了當世醫者學習針灸的熱情。

楊繼洲在針灸學方面造詣精深，書中對針灸得氣、補瀉手法、艾灸、暈針等具體問題的發揮有著開創性的成就，奠定了楊繼洲「針聖」的地位。

《針灸大成》內容豐富，系統完整地講述了針灸學理論，是繼《針灸甲乙經》後，中國針灸學的又一次重大總結，象徵著中國古代針灸學已逐步成熟，在針灸學發展史上發揮了承前啟後的重要作用。

一 證治六科有準繩

王肯堂（1549-1613），字宇泰，明江蘇金壇人。他出身官宦世家，祖父、父親都擔任過朝中的官員。

王肯堂自幼喜歡讀書，對范文正公「不為良相，願為良醫」的志向甚為欽佩，所以在學習經書之餘，常閱覽醫書。嘉靖四十五年（1566），其母病危，延請當地多位名醫診治，雜藥亂投，均不得要領，最後得高手挽救，才轉危為安。這個經歷留給王肯堂深刻的印象，於是立志學醫。他刻苦研究各類醫籍，進步很快，異乎尋常的天賦也顯露出來。

有一次他的妹妹得了乳癰，請了很多外科名家治療，都不見好轉，王肯堂經過仔細思辨，終於治癒妹妹的疾病。後來，他又治好了一位虞姓老人的附骨疽重症，名聲大振，年僅20餘歲，求診的人絡繹不絕，常常擠滿庭院。

第六章　醫學大成（上）

　　王肯堂的父親深怕他因為學醫而影響考取功名，屢次勸誡他以舉業為重。他不忍違背父親意願，只好暫時放下醫書，專攻舉業。萬曆十七年（1589），王肯堂考中進士，被選為庶吉士，授檢討之職。在史館工作的四年間，他有機會閱覽館閣中祕藏的許多醫學典籍，孜孜不倦，精研探索，為之後成為一代名醫奠定了基礎。

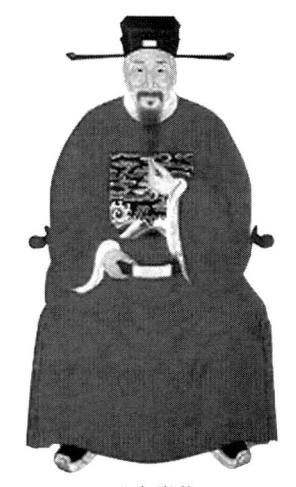

王肯堂像

　　王肯堂曾任福建布政司參政，因上書言抗禦倭寇事被降職。萬曆二十年，他託病辭官歸鄉。宦海的失意讓王肯堂更加堅定了學醫的決心。他飽讀醫書，潛心研究，醫術更加精湛。

　　王肯堂行醫之餘，著書立說，以濟萬世。他博覽明代以前的重要醫籍，採古今方論，再加上個人經驗和見解，先後用十幾年時間，編著成《證治準繩》44卷，分為雜病、類方、傷寒、瘍醫、幼科、女科六類，後世匯刻稱《六科準繩》。該書集明代以前醫學之大成，蔚為大觀，一經刊刻便被競相傳閱，奉為圭臬。

難能可貴的是，王肯堂記載了許多首次出現的病症。《證治準繩》雜病篇中記載了色盲的症狀，患者視白如赤，視物非本色，還列出了不同類型的色盲表現。這是世界上對色盲最早的記載。現代醫學將色盲的發現歸功於英國物理學家約翰・道耳吞（John Dalton），他在 1794 年發現了色盲症，比王肯堂晚了近 200 年。幾乎都羅列無遺。

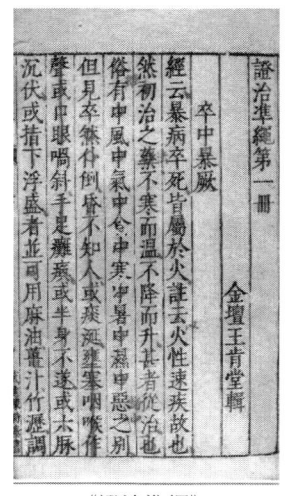

《證治準繩》

在外科手術方面，王肯堂也做出了重要貢獻。他記載了多種疾病的外科治療術，如對氣管切開後的吻合術，主張分層縫合，「以絲線先縫內喉管，卻縫外頸皮，用封口藥塗敷」。

《證治準繩》一書的編纂，體現了王肯堂學而不厭和客觀嚴謹的治學精神，完成這樣一部鉅著，除具有廣博的知識和豐富經驗以外，還需要堅持不懈的努力。他不僅醫術精湛，對天文、曆算、書畫、禪學等都有造詣，曾與董其昌論書畫，與利瑪竇論曆算。他還著有《古今醫統正脈全書》、《醫鏡》、《醫學正宗》等醫書。

第六章　醫學大成（上）

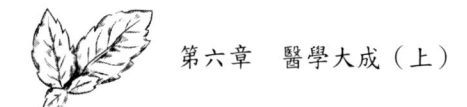

一　一代宗師「張熟地」

張介賓（1563-1640），字會卿，號景嶽，別號通一子。他治病偏於溫補，擅用熟地，又被稱為「張熟地」。他能文善武，喜好談兵論劍，年少時志在戎馬功名，中年後回歸岐黃之術。

溫補學派若以薛己為先驅，那麼張介賓則是該派實至名歸的核心人物。

張介賓為軍功將門之後，出生於浙江山陰。其父張壽峰通曉醫理，年幼時張介賓就跟隨父親研習《黃帝內經》。後來曾到北京，師從於名醫金夢石，少年時醫術已成。

然而，他性格豪放，一心奔赴沙場，於壯歲從軍，常年遊歷北方，足跡遍及榆關、鳳凰堡和鴨綠江之南。無奈時運不濟，戎馬半生終未得志。

中年以後，面對年邁的雙親，慨嘆自己一事無成，遂徹底放棄功名之路，再度致力於醫學。

明代醫學沿襲金元而來，河間的火熱論、丹溪的相火論占據著主導地位，張介賓也受到影響，早年十分重視丹溪之學。隨著臨證經驗的累積，他意識到苦寒瀉火的弊端。

有一次，一位父親帶著小女兒逛街，路過藥商的攤位，父親順手撿了一粒松子給女兒吃。小姑娘張口吃了，發覺味道不對，吐出半顆，沒過多久就開始腹瀉，一日十多次。原來她吃下的是巴豆。

一代宗師「張熟地」

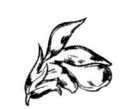

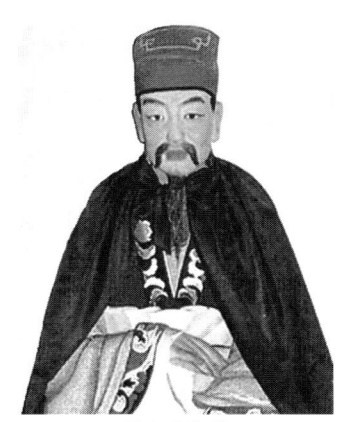

張介賓塑像

　　第二天小姑娘全身腫脹，無法進食，父親大慌，急忙去請張介賓。張介賓到時，家中早已聚集了一群人，正議論紛紛。這個說喝綠豆，那個說用黃連，還有的說要洩水消腫。

　　張介賓診查之後，說：「已經瀉了這麼多水了，怎麼能再用瀉藥呢？現在的腫脹分明是脾胃氣虛造成的，哪裡還禁得住黃連這樣的苦寒藥？綠豆也非所宜。」

　　於是他開了自己創立的溫胃飲（治療寒性嘔吐、洩瀉的方子），再加上甘溫的人蔘，小姑娘喝了幾服，病就痊癒了。

　　巴豆明明是熱性的，怎麼張介賓用溫熱的藥物還能把病治好呢？

　　實際上，小姑娘只吞下了一點巴豆，熱勢並不重，反而瀉的力量太大，傷了脾胃陽氣，張介賓用溫補脾胃的法子，自然一舉中的。

　　他重視陽氣的作用，認為陽氣在人體中最寶貴，相對於引發疾病的「陰寒之氣」而言，始終處於不足的狀態。

　　然而當時醫家偏執於「火熱為病」的理論，不辨陰陽虛實，皆用瀉火

第六章　醫學大成（上）

之法，肆意戕伐陽氣，磨滅生機。這樣的風氣促使張介賓逐漸摒棄寒涼學說，轉而私淑於薛己。加之在醫學、易理方面的體悟，他提出了自己的醫學見解：結合陰陽辨證關係，主張養精補虛。這為溫補一派奠定了理論根基。

張介賓認為，「陰陽」為辨證之綱，統領「表、裡、虛、實、寒、熱」六變（即「二綱統六變」之說，為後世八綱辨證之理論先導），診斷的第一層次，即是分明陰陽。他運用補法，以填補形質為主，常用的藥物有熟地黃、當歸、山萸肉、枸杞等味，又以熟地為首選。

張介賓認為，熟地是眾多草木類藥物中最為甘厚者，對精血的滋養作用無可比擬。曾廣泛用於外感、水氣、腫脹等多種歷代醫家認為禁用的病症中，不拘常法，卻收藥到病除之效。這絕非偶然現象，而是精準大膽地掌握了疾病虛損的本質。

張介賓補法的另一特色是補必兼溫。他曾說，虛實的治療大法，是用寒藥攻實邪，溫藥補虛損，補不離溫。所以臨證之中，只要遇到需要扶助正氣的情況，張介賓多以溫補為主旨，一般選用附子、肉桂、乾薑、人參等辛溫、甘溫之類。

相對於薛己重視脾胃而言，張介賓更強調命門的作用。他的溫補理論不僅在當世具有補偏救弊的意義，更為後代疾病治療和養生延壽做出了重大貢獻。

當然，若無細緻的辨證，妄行張介賓的溫補療法，也會導致滋膩戀邪、妨礙脾胃運化等不良後果。他治病救人、扶危助困的善舉，勇於質疑、實事求是的學術態度，以及創立甘溫名方、完善溫補理論體系等諸多功績，無愧於「醫中傑士」和「一代宗師」的讚譽。

一 生生不息命門火

溫補學派以溫養補虛為主要特色，薛己是其先驅人物，張介賓為學術思想集大成者。該學派另一位著名醫家是被譽為「江湖狀元」的趙獻可。

趙獻可，字養葵，號醫巫閭子，明代鄞縣人。好學博覽，通曉古今，不求功名利祿，一生遊歷四方。他達於《易》，精於醫，擅長儒道佛之學。生活在明朝末年，與張介賓同期，兩人的學術見解也有類似之處。

趙獻可著作眾多，現有《醫貫》、《邯鄲遺稿》傳世，以《醫貫》的影響力為最大。

《醫貫》中記載了這樣一個醫案：一位壯年男子咳嗽吐血，病情危急，趙獻可趕到後，沒有立刻止血，而是詳細問診。發現男子素有盜汗、遺精之症，導致腎陰虧虛，於是用六味地黃丸加麥冬、五味子滋養肺腎之陰，逐漸痊癒。後來男子過於勞累，又逢大怒，導致病症復發，咳出大量血塊。家屬再次延請趙獻可。

這次趙獻可先用《十藥神書》的花蕊石散，消散瘀血，又用獨參湯補益中氣，咳血逐漸止住。然後令患者常年服用歸脾丸、六味地黃丸，病症再也未曾發作。

由此看出，趙獻可重視補腎溫陽之法。他對溫補學派的貢獻，主要在於深刻發展了命門學說。

「命門」一詞，最早見於《黃帝內經》，指的是眼睛，與後世討論的概念完全不同。《難經‧三十六難》第一次將命門與腎相互關聯。書中指出：

第六章　醫學大成（上）

「腎兩者，非皆腎也，其左者為腎，右者為命門。」

趙獻可對命門的解剖位置提出了自己的見解。他引用《素問·刺禁論》中「七節之傍，中有小心」之言，認為此處的「小心」即指命門，位於第二腰椎棘突下凹陷中，與臍相對，在兩腎之間。

他取《易經》中的「坎」卦作比喻，來描述命門與腎的關係。坎卦上下二陰中夾一陽，二陰即如兩腎，此陽便是命門。這個觀點與張介賓不謀而合。

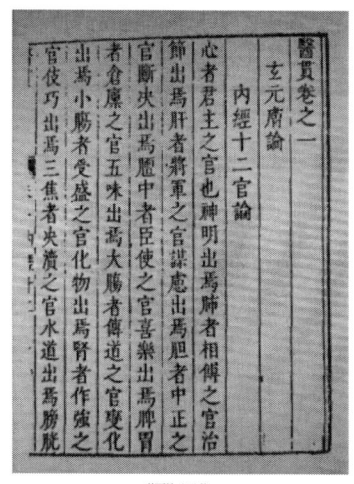

《醫貫》

關於命門的功能，趙獻可說，命門之火透過蒸騰氣化，為生命活動提供原動力，是人身至寶，能夠主宰一切。命門火旺者生機強，火衰者則易發病，如果命門火熄滅了，則預示著即將死亡。

他認為《素問·靈蘭祕典論》中所說的「主不明則十二官危」的「主」字，不是指代君主之官的心臟，而是諸臟腑之外另一臟器，也就是命門。這個觀點將命門提升到決定生命的主導地位，其意義甚至重於作為

君主之官的心臟。

由此，他進一步提出命門之火「宜補而不可瀉」的治療原則，治病的根本在於養護命門之火。即便患者表現為火熱有餘，他仍反對用知母、黃檗來「苦寒清洩」，提倡滋補真陰制約火熱，常用六味地黃丸。這個診療思路源自薛己，與王冰的「壯水之主以制陽光」一脈相承。

趙獻可的理論以《內經》為基礎，反對寒涼，推崇溫補，闡發命門為人身之主。他的見解鞭辟入裡，給人一種全新的啟示，推廣應用六味丸、八味丸，為溫補學派的發展做出了重要貢獻，然而對任何病症都主張溫養補虛的觀點無疑是片面的。實際臨床時尚需具體分析，反覆推求，將病機梳理清楚，切不可偏執一隅，犯先入為主的錯誤。

疫病剋星吳有性

自 2019 年底新冠疫情爆發以來，人們對傳染性疾病的關注度越來越高。這些傳染性疾病在古代有一個共同的稱謂——瘟疫。

從古至今，人類遭受了很多種瘟疫，如鼠疫、霍亂、天花、非典型肺炎、新型冠狀病毒感染等。這些疫病奪走了很多人的性命，同時人們也獲得了應對瘟疫的經驗。

早在先秦時期，文獻便有對瘟疫的記載，那時人們認為瘟疫是異常氣候變化導致的。自此之後，各時期的古醫籍中都能見到對瘟疫的記載。

明末清初，由於城市發展和人口聚集，加之自然災害和戰爭頻發，多次引起疾病大流行。據記載，明代 276 年間有 64 次大疫流行。

第六章　醫學大成（上）

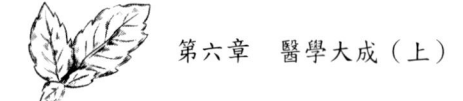

《吳江縣志》記載，瘟疫連年流行，一巷百餘家，無一家倖免；一門數十口，無一口倖存。《花村談往》記載鼠疫流行：崇禎十六年（1643）八月至十月，京城內外流行一種疾病，稱為「疙瘩」，主要症狀是淋巴結腫大，這也符合鼠疫的特點，一時間貴賤長幼呼病即亡，不留片刻。

瘟疫流行是多麼慘烈的災難！在當時，很多醫家卻不能掌握瘟疫病的病機與治法。有的醫生將疫病誤認為傷寒，照搬《傷寒論》中的方法治療；有的錯誤判斷疾病的輕重緩急，重病用輕藥，延誤最佳治療時間；還有些醫生選擇逃避，拒絕診治⋯⋯

直到明末吳有性的出現，這個狀況才有所改變。

吳有性（1582-1652），字又可，號淡齋，明末清初著名醫學家，吳縣東山人。

吳有性親身經歷了發生在崇禎十四年（1641）流行的瘟疫，親眼看到無數民眾死傷，內心被深深地觸動。

他心繫蒼生，為了救治病人，不顧自己的生命安危，毅然決然地深入疫區，細心觀察，推究病源。

古時的醫療條件遠遠不及現代，在疫病肆虐的環境下，吳有性沒有防護服，沒有 N95 口罩，卻奮不顧身地衝到了最前線，這就是醫者仁心、大醫精誠！

在與疫情鬥爭的過程中，吳有性累積了豐富的資料，總結整理之後撰成《溫疫論》，開啟了中華傳染病學研究之先河。

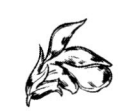

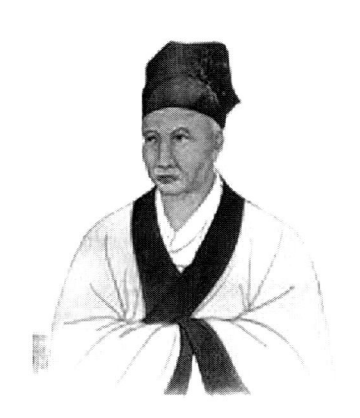

吳有性像

他突破了「六淫致病」（六淫，指風、寒、暑、溼、燥、火六種外感致病因素）的傳統觀點，大膽提出新的傳染病病原學說——「癘氣」致病說。這是溫病病因學史上的一大創見，為整個溫病學體系的構築奠定了堅實的基礎。

他認知到「癘氣」並非空虛無實，而是一種肉眼觀察不到的微小物質。40餘年後，荷蘭生物學家雷文霍克（Antonie van Leeuwenhoek）在顯微鏡下發現了「細菌」，印證了吳有性的判斷。在治療方面，吳有性創立達原飲，為後世推崇的名方。

此外，吳有性細緻闡述了疫病的入侵途徑、致病特點和傳染特點。他提出疫病具有特適性和特異性，即每種「癘氣」侵犯的臟腑經絡與症狀表現不盡相同，是辨證治療的關鍵。不同的「癘氣」也有不同的傳播特點，或引起整個區域的大流行，或只有少數人發病；或發於城市，或見於農村；病勢輕者可遷延數日，病重者頃刻即亡。

吳有性開闢了溫病學派發展的新道路，對中醫傳染病學做出了重大貢獻。即便深知瘟疫危險，他依然單槍匹馬深入疫區，無愧為偉大「逆行者」。

第六章　醫學大成（上）

一　曠世奇才傅青主

他是名揚天下的「婦科聖手」，朱衣儒服，恪守精誠，以醫濟世。他就是明清之際名滿天下的俠士傅青主。他的友人曾評價其一生的成就：「世人都知青主的字好，豈知他的字不如詩，詩不如畫，畫不如醫，而醫不如人。」可見傅青主多才多藝，而醫居其首。

傅青主（1607-1684），名山，青主是其字，號公它、朱衣道人，山西陽曲人。明末清初的著名學者，博覽群經，廣有建樹，出身書香世家，兼曉醫理。

時值明朝末期，官場腐敗。那一年的科舉試題是「修身」，以傅青主的學識才情，本當脫穎而出。但是他故意審錯題目，滿篇文章控訴貪官汙吏橫行，揭露國家內憂外患，希望喚醒當政者。

結果名落孫山，老師袁繼咸大呼可惜。傅青主卻對朝廷徹底失望，於是憤然放棄舉業，一心鑽研學問。

他工於詩文書畫、武術騎射。清軍入關後，兵連禍結，民不聊生，傅青主惋惜蒼生性命，從中年開始以醫濟世。

傅青主文化功底深厚，又有祖輩薰陶，在遊學過程中不忘收集民間驗方，虛心請教方士醫家，很快醫術有成。

他堅守拯危救苦、濟世利他的初心，不攀附豪權，不輕視貧民。

只要百姓需要他，哪怕路途遙遠、天氣惡劣，他也會毅然前往，有時甚至不收診金，慷慨贈送藥品。民眾十分感謝和愛戴他，將他稱作「醫聖」、「仙醫」。

然而，面對酷吏豪強和清朝統治者，傅青主則是另一種態度。他拒

絕為高官診病,堅決不入清廷為官,立志成為百姓之良醫,儘管生活上窮困潦倒,內心卻安然寧靜。

傅青主醫術高明,精通內、外、婦、兒各科,在婦科領域卓有創見。有醫學著作《傅青主女科》和《傅青主男科》。

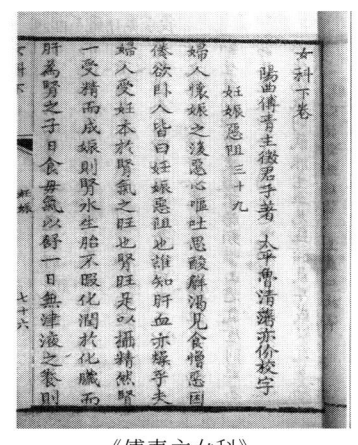

《傅青主女科》

《傅青主女科》共 2 卷,又附《產後編》2 卷,主要記錄了他在女科病症上的診治經驗,是對後世影響最大的婦產科專著。全書論述婦產科病症百餘種,收入方劑 162 首。語言樸實,內容豐富,理法方藥條理清晰,頗受婦產科醫家推崇。

書中強調「醫理」的重要性,認為治病如行軍,必須有縱觀全域性的「作戰計畫」,才能靈活應對病情病機的發展演變。

傅青主用藥以補為主,無論月經帶下、胎前產後,都以顧護精血為要訣。需要攻逐邪氣時,他有意選用藥性純和者,很少見到大毒性烈之類。攻邪,卻不能損傷「天然之氣血」,這是調治婦科疾病的重要原則之一。

第六章　醫學大成（上）

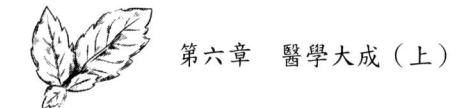

　　書中收錄的成方藥味精簡，一般七至九味藥，少則一兩味足矣，龐則不過十六七味。小方卻每每治癒大病，這是因為，傅青主能夠從複雜的病症中抓取關鍵要素，從主要矛盾入手，分步化解。而另一方面，也是為患者的經濟情況考慮。

　　在保證療效的基礎上，少用藥、用常藥，處處為患者著想，無一絲貪利戀財之心。他所創製的完帶湯、易黃湯、兩地湯、清肝止淋湯、養精種玉湯等，治法嚴謹，組方周到。該書一經問世即廣為流傳，至今仍是婦科臨證中的必備。

　　《傅青主女科》繼承了明清以前歷代醫家在婦產科學上的證治經驗，並結合傅氏自己的臨床見解，作為迄今為止中醫婦科學領域最重要的參考書目，它的價值不言而喻。

　　幾百年過去了，山西各地仍流傳著傅山治病救人的佳話。這是一位始終保持著精誠之志的偉大醫生，堅守著氣節的頑強鬥士，他的人格魅力始終不曾褪色。

第七章
醫學大成（下）

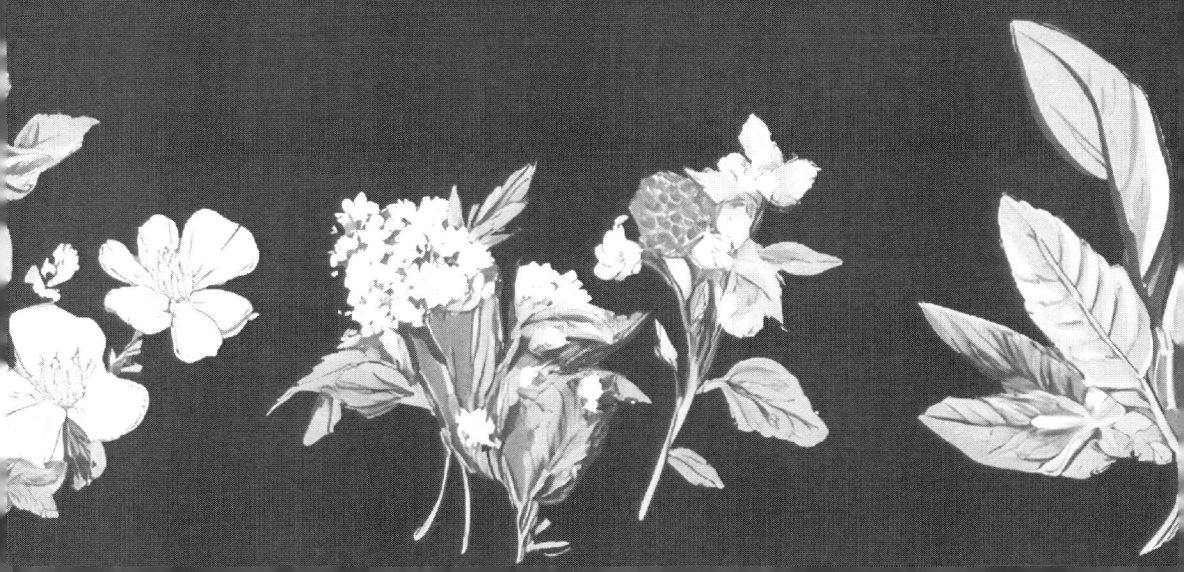

第七章　醫學大成（下）

一　名滿天下葉天士

他是溫病學派的奠基人物，也是精通內科、外科、婦科、兒科的著名醫家，史書稱他「名滿天下」，民間謂其「天醫星下凡」，他就是「溫病四大家」之一的葉天士。

葉天士（1667-1746），名桂，天士為其字，號香巖，別號南陽先生，江蘇吳縣人。祖籍安徽歙縣。

葉家世代從醫，祖父葉時對《傷寒論》有很深的研究，擅長兒科，在吳中地區非常有名。父親葉朝採，精通醫理，輕財好施，求治者絡繹不絕。

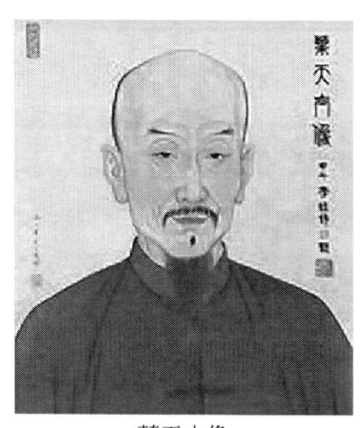

葉天士像

葉天士自幼聰穎過人，讀書過目不忘，深得父親喜愛。他白天隨師讀經書，暮歸跟父親習岐黃。耳濡目染，從小就掌握了一定的醫學知識。

不幸的是，葉天士14歲時，父親突然去世。為繼承家學，他便跟從父親的門人朱某學醫。他學習刻苦，一點就通，對於朱某講授的內容，

總是很快就能領悟，加上他勤奮好學、虛心求教，見解往往超出老師。

但是他並不滿足，從十八九歲後，他肩負行囊，四處尋訪，先後拜師17人，汲取眾人之長，後人稱其「師門深廣」。他刻苦鑽研各家醫術，融會貫通，成為醫界驕子。他恭謙誠懇虛心求教的態度，也成為後世習醫者效仿的典範。

葉天士壯年時已負盛名，名著朝野，被譽為「國醫手」，上自達官顯貴，下迄平民百姓，鮮有不知葉天士大名者。

曾有一個嘉興的病人，臥床兩個月，看了許多醫生，也服用了柴胡、葛根之類的發散湯藥，但是都沒有效果，於是來找葉天士診病。他看過之後，在病人的藥方中加入了厚樸一錢、老薑三錢，病人服用後排出宿便，服用兩次後大汗淋漓，回到家後感覺全身暢快，確是神效。

葉天士一生忙於診病，很少著書。著名的《溫熱論》，據說是他在遊洞庭山時，向門人講授，由門人顧景文記錄整理而成的。此外，《臨證指南醫案》儲存了葉氏大量的原始診療紀錄，由門人華岫雲等整理編著而成。

葉天士的學術成就，突出體現在探索外感熱病的辨治規律，以及研究某些內傷雜病的機制及治法兩個方面。《溫熱論》是對治療溫熱病的大量臨證經驗的高度概括和總結，對溫病學的發展和成熟發揮了巨大的推動作用。

葉天士在《傷寒論》的基礎上，繼承了歷代醫家治療溫熱病的學術經驗，闡述了溫病的變化規律和治療原則，創造性地提出了以衛氣營血為綱的證治體系。這裡的衛氣營血，是代表溫病的四個發展階段，它象徵著病邪的深淺、病勢的緩急、病情的輕重以及治療的方向等，是辨識溫病、治療溫病的綱領。

第七章　醫學大成（下）

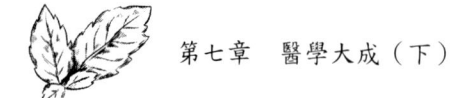

葉天士在內傷雜病的辨治方面深受李東垣的影響，對《脾胃論》推崇備至。他還闡述了脾胃分治的道理，認為脾和胃雖然都屬於中焦，但功能是有區別的，一個喜燥，一個喜潤，一個宜升，一個宜降，因此需要分開來治療。他還創立了胃陰學說，喜歡用沙參、麥冬、石斛、扁豆、山藥、粳米等益胃養陰之藥。葉天士糾正了前人用治脾病的藥來治胃病，且不辨陰陽的錯誤做法，補充發展了脾胃論。

葉天士醫技精湛，醫德高尚，一生影響了不少濟世救人的名醫，像吳瑭、章楠、王士雄等。《清史稿》稱，「大江南北，言醫輒以桂為宗，百餘年來，私淑者眾」。他的兒子葉奕章、葉龍章也都是著名醫家，只不過被父親的名聲掩蓋了。

葉天士不但把精湛的醫術傳授給了弟子，還非常重視對弟子醫德的培養。他曾留下遺訓：「醫可為而不可為，必天資敏悟，讀萬卷書，而後可以濟世。不然，鮮有不殺人者，是以藥餌為刀刃也。吾死，子孫慎勿輕言醫！」他告誡後輩們一定要從自己的實際能力出發，不僅要博覽群書，還要有天賦和悟性，不可肆意妄為，只有這樣才可以憑藉醫術救治眾生，否則，就是把藥物當成害人的刀刃。

葉天士對溫病學派的發展有很大貢獻，他嚴謹的治學態度、精湛的醫學技術和豐富的臨證經驗都是值得我們學習的。

博學儒雅薛生白

清代有位名人，不僅能詩善文，淹貫經史，而且還是位醫家，曾兩次被推薦到京城參加博學鴻詞科考試，均辭而不就，他就是中國醫學史上著名的溫病大家薛雪。

博學儒雅薛生白

薛雪，字生白，號一瓢，吳縣人。他多才多藝，早年拜在名儒葉燮門下，博覽群書，嫻熟詩文，精通經史，是當時頗具名望的飽學之士。但是他不慕權貴，不求功名，豪放不羈，修潔自好。

因母親患溼熱病，薛雪致力於醫學，他從研讀《黃帝內經》開始，精究各種醫學典籍，博採眾家之長，邊學習邊實踐，對於醫理能夠融會貫通，造詣漸深，用藥出神入化，治病多有奇效。

有一位病人患痢十多年，其他醫生都當作脾胃病來治療，但是效果不佳。薛雪切脈後發現病人脈細而數，診斷為腎傷，便開具熟地、當歸身、補骨脂、五味子等補血補腎之品，病人服用十餘劑後大為好轉。

一位叫陸元寶的病人，患有勞傷吐血病症，飲食減少，日漸消瘦。薛雪讓他準備一顆二兩重的當歸，打碎後酒水煎服，三劑後病癒。

薛雪與大才子袁枚交往密切，二人常在一起飲酒吟詩。有一次，袁枚的廚師王小余得了疫病，生命垂危，即將備棺入殮時，恰逢薛雪來訪。時值晚上，他取出一枚藥丸，用石菖蒲汁調和，讓僕人撬開王小余的嘴巴後灌下，又囑咐人盯著，說雞鳴之時就會醒來，後果然如此。再服一劑後，病即痊癒。類似的醫案數不勝數。

薛雪和葉桂都是江蘇吳縣人，都是當地名醫，二人相差14歲。傳說二人曾因學術觀點產生分歧，便互相抨擊和傾軋。《清史稿》記載薛雪「生平與桂不相能」。其原因是診治一位更夫時，薛雪認為已經病入膏肓，治療無望，而葉桂診斷之後認為可以治療，並對其精心調治，更夫病癒後將此事告知眾人，一時間流言沸騰，也因此導致二人「不相能」，甚至避路而行。巧的是，因葉桂的書房名為「踏雪齋」，薛雪所居名為「掃葉莊」，後人便將齋居名稱與二人的矛盾連繫起來，實屬臆想。

第七章　醫學大成（下）

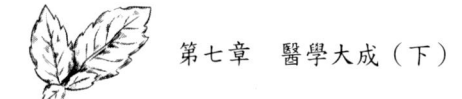

在沈德潛《歸愚文鈔》中有《掃葉莊記》一文，介紹了薛雪居處「掃葉莊」一名的來由：一是因樹木蔥鬱，落葉封徑，薛生白常呼書僮縛帚掃除地上落葉；另一個含義為常評議某些著作，對有錯誤之處，像掃除落葉一樣。

實際上，葉桂為人謙遜，在治病中，常請別的醫生幫忙，遇上難以診治的病，樂於傾聽同道的意見。薛雪平素對葉桂的醫術也是推崇備至，據《蘇州府志·薛雪傳》記載，薛雪每次見到葉桂的處方，都會大為讚賞。可見二人都有名醫大家的胸襟，並無交惡之事。

傳說一次葉桂的老母親生了重病，高熱不退，大便數日不行，而且出現了神昏譫語。葉桂明知是一個典型的陽明腑實證，應該用大承氣湯，因其母年近八旬，恐體質不能耐受而不敢用藥。薛雪得知後前來探望，看過之後，認為應用大承氣湯，使葉桂下了決心，用藥後很快轉危為安。二人互相引為知己，成為中醫界的一段佳話。

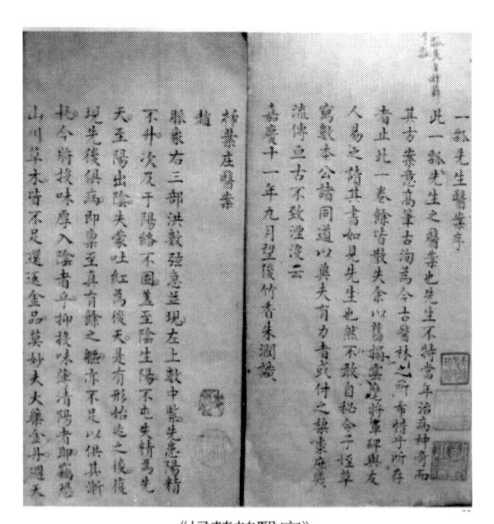

《掃葉莊醫案》

薛雪之所以能列入溫病四家，是因其所著《溼熱條辨》。該書雖只一卷，但是對溼熱病的變化規律和辨證治療有許多新的創見。他以條文的形式，對溼熱病發病的機制、症候演變、審證要點、治療原則和有關疾病的鑑別等各方面，做了詳細、深刻的闡述，這些條文是薛雪親自治療並探索研究溼熱病的心得。

薛雪學識廣博，將醫學與經學、易學等結合起來研究，認為醫者若不熟知醫藥的根源，便不能成為良醫。薛雪十分重視醫學典籍的學習，對《內經》尤為推崇，認為這是「萬古不磨之作」。他將學習《內經》的心得寫成《醫經原旨》六卷，同時對其中的一些內容提出了質疑，如認為《內經》是經過後人編纂的，需重新對其刪減和注疏，這也是他創作《醫經原旨》的本意所在，可見其嚴謹認真的治學態度。

薛雪認為：「人須修到半個神仙身分，方可得名醫二字。」他還認為，人患病就像樹生蟲，如果不知道病變部位就匆忙治療，就會讓樹遍體鱗傷，非但不能去除蟲子，反而會讓樹枯槁死去。

一徑清風繞洄溪

蘇州市吳江區京杭運河之畔有個凌益村，村旁有座墓，墓前石牌坊匾額上刻有「名世鴻儒」四字，兩側刻有兩副墓主人自撰對聯，其中一副云：「滿山芳草仙人藥，一徑清風處士墳。」一看就知道墓主人非同一般。他就是號稱「杏林國手」的徐大椿。

徐大椿（1693-1772），一名大業，字靈胎，晚號洄溪老人，江蘇吳江人。他天賦異稟，聰慧過人，年少時研習儒業，博聞強識，對經文史籍、音律書畫，以至於水利兵法，無所不通。

第七章　醫學大成（下）

徐大椿中年時因家人屢屢重病，胞弟相繼亡故，父親亦臥床難起，感慨醫學對親屬乃至蒼生的重大意義，於是由儒入醫。自取家中數十種醫學書籍潛心研習，目不交睫，通宵達旦，反覆揣摩其中醫理，最終自學成才。

他從醫五十年，批閱之書千餘卷，泛覽之書萬餘冊，學博而通，著述甚豐。如《難經經釋》、《傷寒類方》、《醫學源流論》、《蘭臺軌範》、《慎疾芻言》等。

《醫貫砭》是徐大椿批判溫補學派的代表作。該書逐字逐句評議明代醫家趙獻可的《醫貫》，言辭激烈，觀點鮮明，倡導辨證論治，推崇中醫經典。

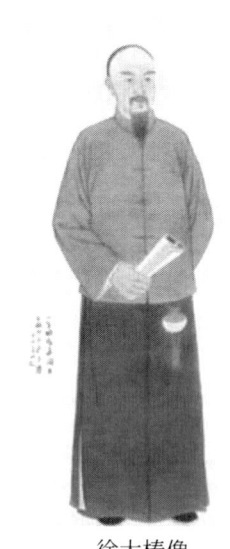

雖然該書筆鋒尖刻，但是徐大椿從症狀診斷疾病、推斷病因的治療大法，完全符合中醫思考方式，對當時醫學界濫用溫養補虛的流弊產生了警示作用，具有深刻的臨床指導意義。

他曾治一人中風。病人形體肥胖，突然昏倒，喉中痰鳴，小便失禁。其他醫生說，這是脫證，已經煎好了大補之藥。家屬心中謹慎，再請徐大椿診治。

徐大椿見病人口齒緊閉，雙拳固握，面赤氣粗，最重要的是脈象洪大有力，分明是痰火內閉，再服溫補之藥，必死無疑。

徐大椿像

他當即用小續命湯去桂枝、附子，加大黃。擔心病家不敢用大黃，特意說：「這一小撮是我家祖傳祕藥，缺了這個，恐怕不能痊癒。」

家屬謹遵囑託，病人服藥5劑後，神志逐漸復甦，又調治了一個月，語言、活動都恢復了正常。

需要明確的是，徐大椿並非否定溫補一法，而是反對不加辨證地盲目溫補。

毛履和是徐大椿的好友，有一年夏天，毛履和的兒子中暑昏迷，身上滾燙，大汗不止。醫生判斷是熱證，要用寒涼的藥物。

徐大椿前來看望，發現孩子脈搏微弱，手足發冷，是陽氣衰微的表現，急忙說：「這時候不能再用涼藥了，快取人參附子來！」

毛履和聽後有些猶豫：「醫生說是受了暑熱之氣，是溫病，還能用熱藥嗎？」徐大椿爭辯道：「這是溫病不錯，但是溫病也會變吶！出了這麼多汗，已經傷到陽氣了，怎麼能再按照常規病症治療呢？」

見毛履和仍舊半信半疑，徐大椿一把抓起他的衣服，怒目圓睜：「我們是朋友啊，如果沒有十足把握的話，我會讓你隨便用藥？要是孩子吃我的方不好，你把我的命拿去就是！」毛履和忙道：「你別急。我信你，這就去拿藥。」

結果一服之後，汗就止住了，四肢也逐漸溫暖。徐大椿調換了方藥，用了不到10天的時間，就治癒了。

79歲這一年，乾隆皇帝召徐大椿進京，他自感時日無多，扶棺而至。到達京城後的一個雪天，他對兒子與友人說：「我命數已盡，但是蒙聖上信任，忠義二字不可違，故不惜殘命，冒死進京。不過，我是無法再覲見聖上了，就此與各位告別吧！」

這一夜，他神態安詳，談笑而逝。生前為自己留下「滿山芳草仙人藥，一徑清風處士墳」的墓碑對聯，這也是他一生的真實寫照。

第七章　醫學大成（下）

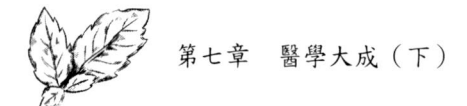

一　綱目拾遺趙學敏

《本草綱目》是大家耳熟能詳的本草著作，達到了中國古代本草的巔峰。但是從《本草綱目》寫成後200多年間，藥物又有了新發展和變化。於是有人花了40年時間，對《本草綱目》面世之後的藥物進行了拾遺補缺，寫成了《本草綱目拾遺》，他就是清代著名藥學家趙學敏。

趙學敏（約1719-1805），字恕軒，號依吉，錢塘人。他的父親做過鹽場總管，後來擔任過福建永春縣司馬和尤溪縣知縣。晚年得二子，長子趙學敏，次子趙學楷。

父親對兩個兒子的前途做過這樣的打算：長子繼承父業，攻讀經書，走科舉之路；次子習醫，懸壺濟世。趙學敏從小酷愛讀書，對天文、曆法、園藝、術數、方技、醫藥、卜算等十分喜歡，學起來常常廢寢忘食，人稱「書癖」。每當學到「意有所得」時，趙學敏就動筆摘錄，經過多年累積，他的讀書札記有「纍纍幾千卷」之多。

若白天學習時間不夠，趙學敏便挑燈夜讀。為了逃避父親責罰，他特地製作了一盞油燈，夜間藏在帷帳中讀書，日久天長，煤煙把帷帳都燻黑了，他的眼睛也幾近失明。趙學敏利用所學的醫學知識，為自己治病，使得他對眼疾的治療有了切身體會，後來他寫下了一本眼科專著《囊露集》。趙學敏對此書甚為得意，認為可以超過前人所有的眼科書，只可惜這本書沒有流傳下來。

為了讓兄弟兩人有個更好的學習環境，尤其讓次子能夠很好地學醫，趙學敏的父親在「養素園」中收藏了許多醫書，又專門開闢一塊土地作為藥圃，兄弟倆終年吃住在園中，接受儒學和醫學教育。閒暇時，他

與弟弟就以默寫「針灸銅人圖」作為遊戲。趙學敏對藥物非常有研究，他曾將許多草藥引種進「養素園」，觀察藥物的生長過程，他還不滿足於此，常常到民間去訪親問友，向僕人、老嫗、農人等請教，80歲高齡時仍樂此不疲。

在父親的教導下，趙學敏曾中過歲貢生，按照他的成績，謀個一官半職並不難，但是他更鍾情於醫藥，於是棄文學醫，並在醫學道路上留下了足跡。

趙學敏的一生有兩個成就不容忽視，一是編著了《本草綱目拾遺》，二是讓走方醫的治病方法得以流傳。

繼李時珍之後，趙學敏又一次總結了中國的藥學成就，著成《本草綱目拾遺》。全書載藥921種，其中有716種是《本草綱目》不曾記載的，如冬蟲夏草、藏紅花、胖大海等現在常用的藥物，以及一些外來藥。書中還糾正了《本草綱目》的部分錯誤內容，如《本草綱目》說鉛粉無毒，趙學敏在書中舉例說明有婦人服用後手足青暗而死，說明鉛粉是有毒的。

趙學敏在書中還記錄了一些民間的發明創造。如透過「人工複合栽培」來獲得藥物的方法。他取一枚水蘿蔔，鑽7個孔，放入7粒巴豆，種到土裡，等到結子後，取蘿蔔籽種下，在長成的蘿蔔中再嵌入巴豆，如此反覆三次，到第四次蘿蔔開花時，連根拔起，陰乾，儲藏起來，用來治療程度較重的臌脹。這種蘿蔔叫「三生蘿蔔」。

《本草綱目拾遺》歷經40餘年撰成，傾注了趙學敏畢生心血。他常年深入民間調查學習，並對這些經驗進行驗證，使得該書所收資料詳實可靠，成為繼《本草綱目》之後頗有影響的本草學專著。

第七章 醫學大成（下）

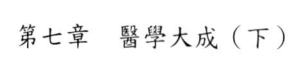

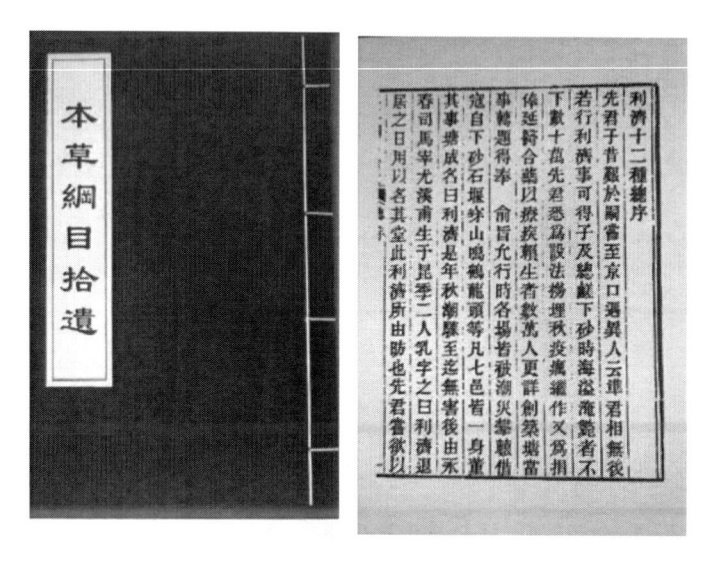

《本草綱目拾遺》書影

走方醫亦稱「鈴醫」或「草澤醫」，指過去遊走江湖的民間醫生。他們手搖串鈴，身負藥囊，不論嚴寒酷暑，常年奔走於村市街巷，為底層民眾診疾療傷。串鈴，是鈴醫的身分象徵。形如環盂而中空，內建彈丸，外鑄趨吉避凶的圖案。小可繞指，大可拿捏，周轉搖動時丁零傳響，發揮招攬病家的作用。藥囊是鈴醫的另一重要家當，或是身後的布袋，或是肩上的竹箱，有一定的神祕性，他們所用方藥被稱作「祖傳祕方」。

趙學敏發現，民間蘊藏的這些知識和經驗都沒有得到重視。肩背藥箱、遊鄉串戶的民間醫生被視為「小道」，多數醫家在著書立說時，都不記載鈴醫的經驗。於是趙學敏廣泛收集整理民間醫生的祕方驗方，將之彙編成書，讓這些祕驗世代流傳下去。趙學敏家鄉有一個很有名望的鈴醫，叫趙柏雲，是趙學敏的同族人，他將多年行醫經驗傳授給趙學敏。在此基礎上，趙學敏刪繁就簡，再加上自己的經驗，著成《串雅》，讓串鈴醫術「從雅」，讓民間醫藥登上「大雅之堂」。

書中記載了許多民間驗方,如用五倍子研末填臍中治療盜汗,用荸薺汁滴眼治療紅眼病,用吳茱萸研末醋調貼腳心(湧泉穴)治療咽喉疼等,有些單方目前仍在臨床上使用。

趙學敏醫德高尚,他認為「醫本期於濟世」,「不必存貪得之心」。他勇於革新,系統整理民間防病治病的經驗。他堅持不懈,總結明清以來的藥物學發展成就,為中華文化藥物史翻開嶄新一頁。

御纂醫書成金鑑

清代乾隆年間,太醫院編寫過一套影響至今的大型醫學叢書,叫做《醫宗金鑑》。領銜編寫該書的是太醫院御醫吳謙和劉裕鐸。

吳謙,字六吉,安徽歙縣人,清雍正、乾隆年間名醫,精研張仲景《傷寒論》、《金匱要略》,頗多心得。曾任太醫院御醫,侍奉內廷。後奉旨編纂《醫宗金鑑》,書成後晉升為太醫院右院判。

劉裕鐸,字輔仁,回族,北京人。他的一生頗具傳奇色彩,曾任雍正朝太醫院吏目、御醫,因醫術高明,曾被雍正帝譽為「京城第一好醫官」。

後來,劉裕鐸被捲入王位爭奪的是非中,雍正帝懷疑他與八王胤禩關係密切,斥責他「包藏賊性」,並下旨將劉裕鐸革職,並想除掉他,辦法是讓他診治一些疑難重疾,倘若數人當中有一個治不好,就將他正法。

不承想,經劉裕鐸診治的重病患者,全都痊癒,他們向雍正帝上奏,病已痊癒,舊患悉除。這時,山東巡撫嶽浚為劉裕鐸請旨回京,但

第七章　醫學大成（下）

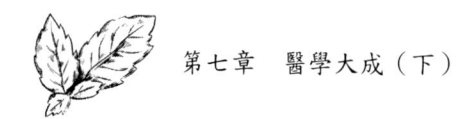

是雍正帝前嫌未釋，反倒硃批將劉裕鐸流放新疆邊防軍營。

在新疆，劉裕鐸為邊防士兵診治疾病，頗多佳績，雖然流放3年已經期滿，請準回京的奏摺也多次上報，但是雍正帝始終未同意。

直至乾隆時，劉裕鐸在軍營服役5年後，始得回京，並受到朝廷重用。乾隆四年（1739），吳謙與劉裕鐸上奏，請求批准編撰一套醫學叢書，以供太醫院診療與教學之用。這個請求很快得到了批准，於太醫院內設「醫書館」，並任命二人為總纂修官。

乾隆皇帝非常重視這套書的編寫，專門選拔出精通醫學、兼通文理之人組成編寫隊伍，分工完成纂修、校閱、謄錄、收掌（收集保管稿件）等工作。為了保證編寫品質，朝廷又將內府所藏醫書與各地所獻醫書，集中於醫書館，方便查閱參考。歷經3年努力，90卷的《醫宗金鑑》編成。

全書內容分「訂正仲景全書」、「刪補名醫方論」、「四診心法要訣」、「雜病心法要訣」，以及婦科、兒科、外科、眼科、骨傷科、針灸科等各科心法要訣，是一部具有教科書性質的綜合性醫書。

該書取材適當，條理清楚，文字通俗，並附有許多插圖，便於閱讀和應用。將《傷寒論》和《金匱要略》放在最前面，而且所占篇幅較大，表明作者對仲景理論的重視。

從臨床實用的角度看，該書反映了當時的流行病現狀與醫學發展特色，如重視小兒痘疹和種痘。這是因為在康熙、乾隆時期，天花對人類造成重大威脅，在政府的大力支持下，人痘接種術有了長足的進步。再比如說，正骨部分融合了蒙醫的理論與手法，充分體現了漢、滿正骨醫學交流、融合的新成果。

該書編成後，乾隆皇帝十分滿意，欽定嘉名《醫宗金鑑》，又稱《御纂醫宗金鑑》。1742 年，以武英殿聚珍本與尊經閣刻本印行，在全國推廣。1749 年被定為太醫院醫學教育的教科書，成為考試醫師的標準。該書刊行 200 多年來，一直為初學中醫者必讀之書，影響深遠。

由於該書編撰成績突出，清廷為表彰有功人員，除給予提級升職、獎原書一部外，還批准鑄造小型針灸銅人作為獎品授予有功之人。

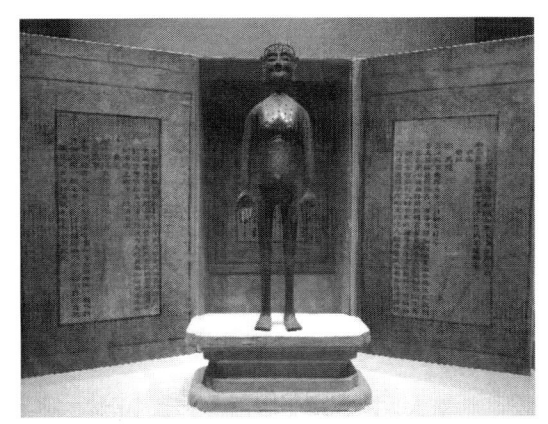

授予編撰《醫宗金鑑》有功人員的小型針灸銅人

一 妙悟岐黃玉楸子

清乾隆十五年（1750）四月，皇帝染疾，御醫久治而無功。束手無策之際，有人舉薦山東來京的一位醫生，結果很快就治好了。乾隆皇帝非常高興，親筆題寫「妙悟岐黃」的匾額，還賜給他一副玉石做的象棋和楸木做的棋盤，並請他在太醫院工作。

據傳，當年乾隆帝為了試探他的醫術，讓宮女假扮自己，隔著幔帳進行診脈。侍官詢問：帝患何病？如何醫治？他回答說：龍體鳳脈，乃

第七章　醫學大成（下）

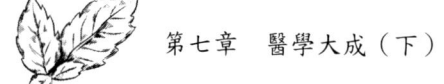

不治之症，恐不久於人世。於是，乾隆帝才放心讓他診治。雖是傳說，倒也有趣。

這位高人是誰呢？他就是山東昌邑的黃元御。

黃元御（1705-1758），一名玉璐，字坤載，號研農。因得乾隆皇帝所賜玉棋楸盤，又號「玉楸子」。他不僅醫術高明，而且在繼承和發展中醫學理論方面，對後世醫家影響深遠，被譽為「一代宗師」。

黃元御出身於世代簪纓的書香門第，自幼深受家學影響。少年時，父親為他延請昌邑名儒於子遽為師，學習舉業，遍覽經史，希望他登科入仕，光耀門庭。黃元御也將「常欲奮志青雲，以功名高天下」作為座右銘，希望效仿先祖黃福，做出一番轟轟烈烈的事業。

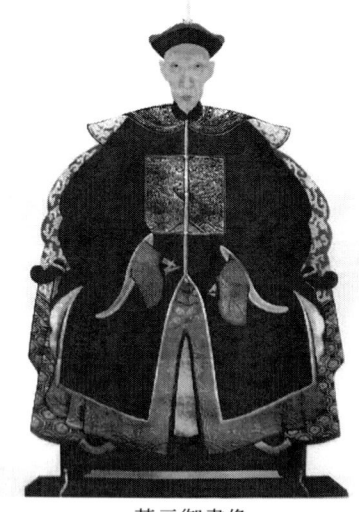

黃元御畫像

雍正二年（1724），弱冠之齡的黃元御考中邑庠生。雍正十二年（1734），黃元御30歲，因用功過度，突患眼疾，左目紅澀，白睛如血，

不得已延醫就診。而庸醫誤用針灸及大黃、黃連等寒瀉之劑，最終致脾陽虧虛，導致左目失明。

科舉時代，五官不正是不准入仕的。遭此劫難，黃元御的仕進之路被徹底斷送。哀痛之餘，當地名醫劉太吉勸他學醫，黃元御而立之年發憤立志：「生不為良相濟世，亦當為良醫濟人」，從此棄儒從醫。

黃元御憑著深厚的儒學功底，再加上劉太吉的認真傳授，苦讀歷代中醫典籍，數年奮鬥，學有所成，開始懸壺濟世。在行醫過程中他不斷總結經驗，醫術日益精進，醫名大盛，時人將之與諸城名醫臧枚吉並稱「南臧北黃」。

黃元御學醫，從研讀張仲景的《傷寒論》入手，逐漸到《金匱要略》、《黃帝內經》、《難經》等中醫典籍，他將黃帝、岐伯、扁鵲、張仲景四人奉為「醫門四聖」。他認為「四聖」之外，歷代名醫持論多有偏失，因此願盡畢生精力，對「四聖」之書，從源到流，重加考訂，還其本來面目，使後世可以遵循。

經過數年努力，黃元御行醫濟世，著書立說。成名後，他曾南下遊學，足跡遍歷江蘇、浙江、湖南等地，一邊著述，一邊講學，門生眾多。

他在《四聖心源·序》中說，繁庶的事務使他沒更多的時間完成著述，為荒廢了這許多寶貴時光而自責惋惜。此後的日子裡，他更是惜時如金，全身心地投入到著述中。

黃元御從 30 多歲開始著書，約 20 年時間，完成著作達 14 種之多，包括醫書 11 種。其中《傷寒懸解》、《金匱懸解》、《四聖懸樞》、《四聖心源》、《長沙藥解》、《傷寒說意》、《素靈微蘊》、《玉楸藥解》等八種共七十四卷，俗稱「黃氏醫書八種」。就個人著作而言，無論數量還是水

第七章　醫學大成（下）

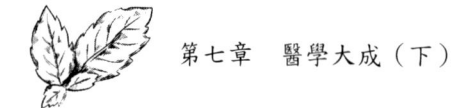

準，在醫學史上都罕有可比。

乾隆二十三年（1758），黃元御在行醫、著述過程中，因過度勞累，身體中虛，漸成重症，抱病回到故里，居於昌邑城南隅書齋。當年九月，溘然長逝。據說，乾隆皇帝得知黃元御過世的消息後深感痛惜，親書「仁道藥濟」四個字緬懷其一生的醫術與醫德。

一　開蒙先驅陳念祖

《三字經》大家都比較熟悉：「人之初，性本善；性相近，習相遠……」那你知道《醫學三字經》嗎？

《醫學三字經》是一部醫學啟蒙讀物，仿照《三字經》的形式寫成：「醫之始，本岐黃；《靈樞》作，《素問》詳；《難經》出，更洋洋……」作者是「福建四大名醫」之一的陳念祖。

陳念祖（1753-1823），字修園，一字長有，號慎修，福建長樂人，清代著名醫學家。

陳修園父母早亡，自幼跟隨祖父學習。祖父陳居廊博學而通醫，既教以儒，又教以醫，時或隨祖父診病。十九歲補諸生，除了繼續習儒，又兼以醫業，行醫鄉里。三十四歲曾到鰲峰書院讀書，同時向山長孟超然求教醫理。39歲，陳修園考中舉人。當年他來到京師，欲功名再進，卻未能如願。後到泉州清源書院講學，並拜名醫蔡茗莊為師，深入學習醫學。48歲有幸任保陽知縣，後轉任磁州、棗強、威縣，64歲時任直隸州知州，65歲任代理正定府知府，66歲告老還鄉。陳修園做官近20年，為政清廉，政績卓著。身在官位，仍念念不忘為人診病。

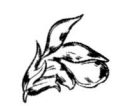

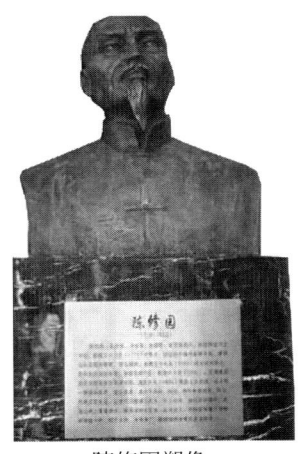

陳修園塑像

乾隆年間，光祿寺卿伊朝棟患中風，神智昏迷，手足癱瘓，十多天未進飲食，京城名醫束手無策。時值陳修園進京參加會試，便應邀出診。

細緻看診之後，陳修園當即做出診斷，處以對證方藥。原本命懸一線的伊朝棟，藥後竟然神識復甦，並經過後續調理最終恢復了健康。一時之間，陳修園名揚京師，登門看診的人絡繹不絕。

嘉慶年間，陳修園任威縣知縣時，恰逢災疫流行，時醫不辨寒熱，妄用攻補，民眾因不能得到及時救治而病亡。陳修園悲嘆醫界忽視辨證、用藥盲從的風氣，親身查驗患者病情、總結疫病辨治特點，用歌訣韻語將108首方編著《時方歌括》一書，教授給當地醫生，挽救了無數生命。

後來，直隸總督熊謙罹患痺症，上肢麻木，舉動無力，多次延醫診治，效果都不明顯。陳修園察症切脈之後，認為是營血不足導致肢體筋絡失於濡養，應以大補氣血為要。於是處以黃耆桂枝五物湯（《金匱要

第七章　醫學大成（下）

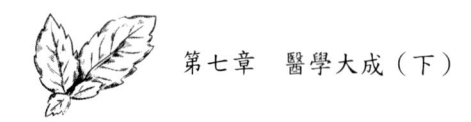

略》治療肢體麻痺的名方），加用補養肝腎的藥物，服用一劑之後，熊謙的病痛便大為減輕。

同為業醫者，面對相同的病患，陳修園每每能藥到病除，效如桴鼓，為何他人卻一籌莫展呢？

這是因為陳修園推崇經典，強調辨證論治，遵古而不泥古，以不變之理應對臨床多變之症。而一般的醫生，往往只背誦幾首成方，了解幾個病症，馬虎應付臨床而已。沒有對基礎理論進行深入研究，不可能真正掌握中醫。

辭官返鄉之後，陳修園創辦學堂，以行醫講學、著書立說為主，直至生命最後的時光，他仍堅持校訂書稿、整理醫籍。

陳修園著作豐厚，主要是醫學開蒙讀物，其次是研究經典的心得，如《醫學三字經》、《醫學實在易》、《長沙方歌括》、《金匱方歌括》、《傷寒論淺注》、《金匱要略淺注》、《神農本草經讀》等。這些著作，文風樸實，通達易明，切合實用，對後世醫學教育的發展產生了深遠影響。

《景嶽新方砭》是陳修園效仿徐大椿《醫貫砭》所作，全書共4卷，以《傷寒論》、《神農本草經》等經典醫籍為旨，主張辨證論治，對張介賓自創的186首方劑從處方思路、主治病症、藥物炮製等方面逐一評說。其書立論新穎融通，敘述中肯切實，對針砭溫補時弊有一定成效。

然而，陳修園並非對溫補學派一概棒殺。他重視脾腎，反對寒涼滋陰，這些學術思想實則源於溫補學派。《景嶽新方砭》中對張介賓亦是有褒有貶，186首新方中有22首，被陳修園評論為超出常人見識。他極力反對溫補，是為了糾正社會流弊，並非刻意針對某一醫家。

陳修園是一位發皇古意、擇善而從、坦陳己見的醫家，在維護中醫宗旨、鞭笞學界弊病、啟蒙醫學教育等多方面的貢獻都毋庸置疑，他濟世救人的誠心與嚴謹治學的真心，值得後輩中醫人學習。

從金元到明清，主流學派幾經更替，寒涼與溫補，溫補與反溫補，中醫流派之間的否定之否定，不應是我們懷疑中醫的憑據，而是對時變、病變、治變規律的探索，這正是推動醫學進步的動力。

一 具古識今吳鞠通

中醫學史上素有「傷寒有仲景，溫病有鞠通」的說法，這裡的「鞠通」便是指清代著名醫家吳瑭。

吳瑭（約 1758-1836），字鞠通，江蘇淮陰人。他出身書香之家，家境並不富裕。父親名守讓，是乾隆年間的秀才，曾在當地教學，弟子很多。受父親影響，吳瑭自幼「好古敏求，據理直言，性剛氣傲」，一心攻讀儒書，想走科舉之路，圖個功名。

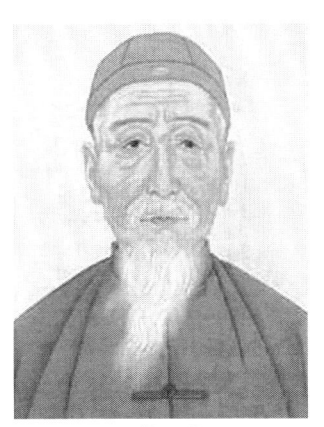

吳鞠通像

第七章　醫學大成（下）

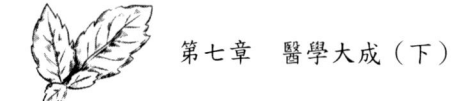

然而在他 19 歲時，父親臥病不起，多方醫治無效而亡。隨後，他的姪兒患喉瘩，服用冰硼散、人蔘敗毒散等無效而死。面對親人離去，吳鞠通心中悲憤，他覺得父親臥於病榻，而自己卻沒有絲毫辦法，還有什麼顏面立於天地之間呢？他為自己不懂醫術，眼睜睜看著病魔奪走父親的性命而感到難過，悔恨哀痛之餘，他產生了學醫的強烈願望。

吳鞠通買來很多醫書，在居喪期間苦讀。不管是《內經》、《難經》、《傷寒雜病論》等中醫經典著作，還是宋元以來的諸家醫書無所不覽，很快在醫學上有了學識。當他讀到張仲景《傷寒論‧自序》中描述有的醫生一味追逐名利時，受到很大震動，他覺得如果當今之醫也是如此追名逐利，而忽視研究醫學的話，會造成非常嚴重的後果，於是慨然放棄科舉之路，專門從事醫學研究。

吳鞠通 26 歲時進京，經同鄉好友、禮部尚書汪廷珍舉薦，得以檢校《四庫全書》，也因此獲得了博覽群書的機會。他見到了很多在家鄉難以見到的醫籍，如《溫疫論》、《溫熱論》、《臨證指南醫案》等。當讀到吳又可的《溫疫論》時，他深感其論述宏闊有力，闡發了前人未曾論述的醫學理論和思想，非常有創見。此後，又讀到了葉天士有關溫病的理論和診治經驗，他認為葉天士論述精湛，堪稱大家。如此反覆學習揣摩數年後，吳鞠通的理論日漸豐富，醫術日益精進，但是仍不敢輕易為人治病。

吳鞠通 36 歲時，京城疫病大流行，因庸醫誤治而導致的死亡人數很多。在友人的勸說下，他開始診治患者，使十餘個危重病人得以生存，從此名聲大振。顧南雅贈帖贊曰：「具古今識藝斯進，真世俗見功乃神。」

在這個過程中，吳鞠通信心大增。同時，他也感受到對於溫病的醫治，尚缺少正確的理論和方法，很多醫生誤用治療傷寒的方法來治療溫病，導致了很多人的無辜死亡，於是廣泛收集與外感熱病有關的論述，下定決心闡述溫病的正確診治方法。

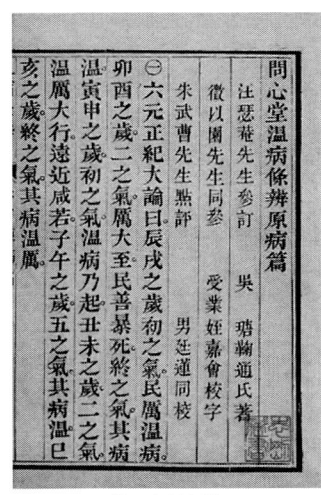

《溫病條辨》

吳鞠通對葉天士非常推崇，同時他也認為葉氏的書中，多是記載了符合南方疾病的症狀，且理論非常簡化，雖然也有醫案散在於書中，但是讀者常常忽略而不去深究。於是他在葉天士理論的基礎上參古酌今，結合臨證經驗，歷時15年，數易其稿，終於撰成了《溫病條辨》一書，對溫熱病學說做了進一步的發揮，對於溫熱性疾病的治療有很重要的指導作用，使得中醫理論在外感病和熱性病的治法方面得到了進一步的完善。

該書寫成後，立即被廣為傳抄，在醫學界引起轟動，深得當時醫家的重視和推崇。嘉慶十八年（1813），吳鞠通的這部著作在汪廷珍的支持

第七章　醫學大成（下）

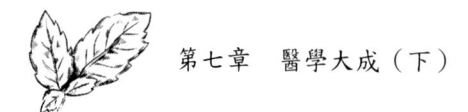

下，得以刊刻問世，並很快傳到了日本，在國內外產生較大影響。他還著有《吳鞠通醫案》、《醫醫病書》等，這些著作在葉天士溫病學理論的基礎上做了豐富和提高，使溫病學更加趨於完整和系統化。

吳鞠通在溫病學方面的主要貢獻是創立了「三焦辨證」學說，這是繼葉天士所創的衛氣營血學說後，在中醫理論和辨證方法上的又一創舉。

吳鞠通認為，學醫之人應當具有博學的知識和深遠的見識，他要求行醫者不僅要有高深的理論和精湛的醫術，還應具備高尚的醫德，若只重視醫術而不具備醫德，那麼就會成為跋扈之才。他曾經憤慨道，百姓何其無辜，若是「不死於病而死於醫」，那麼有醫生不如無醫生，若是學醫之人技術不精，那麼不如不學醫。

吳鞠通是繼葉天士、薛雪之後的溫病學派重要代表人物，他以醫為業，孜孜汲汲40多年，屢起沉痾重疾。他撰寫的《溫病條辨》，是溫病學史上的一座里程碑，是一部不朽的著作，後世醫家常將吳鞠通與醫聖張仲景比肩而論。他提倡醫生要具有廣博的學識、精湛的醫術和高尚的醫德，堪稱德藝兼備的醫學大家。

大膽糾錯王清任

嘉慶二年（1797），河北灤縣小兒傳染病流行，死亡的孩子很多。窮苦人家多用草蓆裹著小孩屍體，簡單掩埋在義塚上。有一天，稻地鎮的義塚上來了一個人，一一檢視屍體，儘管有些屍體已有腐臭味，但是他看得很仔細。一連10天，他每天都來。

他是誰？為什麼要來看這些屍體呢？

這人就是王清任，是一位醫生，他來看屍體是為了了解人體解剖，糾正前人對身體描述的錯誤。

王清任 (1768-1831)，又名全任，字勳臣，直隸玉田人。

年少時家境尚好，考中武庠生。後來家裡出錢為他捐了個「千總」的武官，是軍隊裡等級較低的官職。

任職期間，王清任目睹了晚清官場的腐敗，覺得自己空有一身武藝，到頭來還得花錢才能買個小官，又不能為民謀福祉，這是剛直磊落的王清任所不願意接受的。

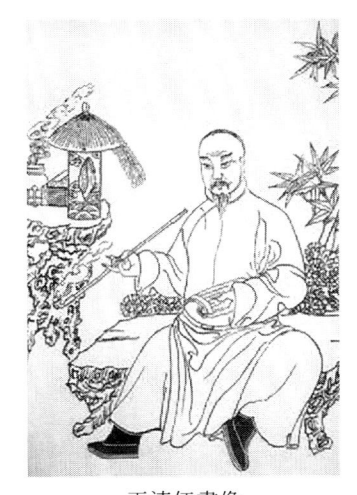

王清任畫像

懷著「不為良相，願為良醫」的願望，同時受祖上行醫的影響，王清任毅然辭官習醫，決心終身以醫為業。這一年，王清任剛好20歲。他在家鄉玉田開了一間藥鋪，取名「正中堂」，很快成為這一帶的名醫。但是不久，剛正的性格讓他捲入了一場是非當中。

嘉慶初年，官府把當地的「鴉鴻橋」改設為官橋，向來往的行人收取

第七章　醫學大成（下）

賦稅，這就損害了百姓的利益。王清任對此極為不滿，帶領鄉親們據理力爭，仗義執言，因此得罪了官府和豪紳，無奈之下背井離鄉，出走京津一帶行醫。

王清任飽讀醫書，診病既繼承傳統，又能有所創新，用藥獨到，治癒了不少疑難病症，很快名滿京師。

《醫林改錯》記載，有兩個人先後到他的醫館就診：一個是22歲的女子，晚上睡覺時必須用一重物壓在胸口上才能成眠，所以每夜要讓僕婦坐在她身上；另一個是江西巡撫阿霖公，74歲的老人，只能仰臥睡覺，袒露胸腹，但凡蓋一層布就不能入睡。這兩個病症看起來太奇怪了，而且截然相反。王清任卻使用一種藥方，前者服了三劑，後者用了五劑，最後都治好了。

這實際上是中醫所說的「異病同治」，不一樣的病，但是因為病症性質相同，在治療上也是相同的。王清任認為這兩個怪病雖然表現相反，但都是因為血瘀引起，所以開了同樣的活血化瘀的方子。在一般人看來，這真是不可思議的事情，一時間王清任名聲大噪。

王清任讀過許多醫書，他發現古醫書中對人體臟腑的記載存在許多問題。他渴望親眼看到人體內臟的實際情況，可是在當時的背景下，這是件很困難的事情。

為了弄明白身體結構，他曾數次到刑場去觀察死屍，調查訪問親眼見過人體內臟的人。他在灤縣稻地鎮觀察小兒屍體，也是這個目的。那次，他一共觀察了30多具屍體的內臟。

為了對照，他還做過動物解剖實驗。如取兩隻動物，一隻飲水，另一隻不進飲食，然後做解剖對比，這在中華醫學史上可謂是動物解剖的

先驅，有人稱他為中華民族動物解剖第一人。

經過40多年的潛心研究，王清任在去世的前一年，終於著成了《醫林改錯》。因其致力於人體解剖學，糾正古人在人體認識上的誤解，訂正古代解剖學中的訛謬，所以書名為「改錯」。

《醫林改錯》分上下兩卷，集中體現了王清任的學術貢獻。

第一，在解剖方面的貢獻。王清任認為透過解剖明確臟腑是非常重要的，曾說：「著書不明臟腑，豈不是痴人說夢；治病不明臟腑，何異於盲子夜行。」

第二，對於氣血的認識。他認為治病的關鍵在於氣血，要使周身之氣流通而不滯塞，血行暢達而不瘀滯。

王清任習武出身，文筆無法和其他醫家相媲美。他的《醫林改錯》寫得樸實無華，一無粉飾做作，直來直去。一些思想守舊的人惡意攻擊王清任，誣衊《醫林改錯》是「無知妄作」。而且，因為受當時客觀條件的限制，王清任的學說，特別是對臟腑結構的論述，還存在著一些問題，後世也有人說是「越改越錯」。

但是進步的醫學家支持王清任的革新精神。他們把《醫林改錯》比作「清年學術史」中，對清代醫學用「不具舉」三字一筆帶過，卻唯獨強調「唯有一人不可不提，那就是王清任，他無疑是中國醫界極其大膽的革命者」。

《醫林改錯》的可貴之處，不僅在於他提供後人那些解剖學和醫學知識，而且在於它不為舊說所羈絆，堅持從實踐中去尋找新理論的革新精神。

一 明清外科分三派

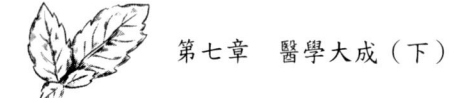

明清時期，中醫外科有了較大發展，形成了三大流派。外科三派的形成，極大地豐富了外科理論，他們強調求本論治，尤重內治之法，促進了外科辨治體系的革新。

外科三派不是相互對立的三家學說，而是一門同宗的三個支流。這三派以代表醫家的著作命名，分別是正宗派、全生派和心得派。

正宗派的創始人是明代外科學家陳實功。陳實功（1555-1636），字毓仁，號若虛，東海通州人。年幼時體弱多病，幸得良醫診治，並獲授醫術。他後來專心研習醫學，精於外科病症，臨床實踐40餘年，治癒奇病重症無數，著有《外科正宗》一書，集中反映了他在外科上的辨治特色。

陳實功推崇內外並重的論治模式，開啟了中醫外科重手法技巧而不細究醫理的治療模式變革。

內治方面，正宗派以臟腑、經絡、氣血為辨證綱領，根據瘡瘍的分期治以消、託、補三法。消，是消散、消除之意，指在發病初期，用化瘀、發表、清裡等攻法驅除尚未隆盛的邪氣。託，即透毒外出、託毒外達，在瘡瘍中期膿成未潰，或排出不暢時，陳實功喜用補益中氣的藥物來扶正祛邪。補，則用於後期，膿潰而氣血虛損時。

陳實功重視調理脾胃、培補元氣，故主張以託、補二法為主，藉助藥力恢復、調動自身正氣，從根本上將病邪排出體外。

在外治方面，他提出了「開戶逐寇」、「使毒外出」的原則，即用針、刀等器具擴創引流，或者塗敷腐蝕性藥物來清除壞死的組織，使邪氣排出。

此外，對於惡性腫瘤，陳實功提出了超出前人的創見。他強調早期診斷的重要性，詳細描述了惡性腫瘤頸部淋巴結轉移的病症特點，並將此病命名為「失榮」。他強調情志不暢為腫瘤的主要病因，提出內用補益之品扶正、外敷大毒之味攻邪的治療方案，對現代臨床有重要參考價值。

《外科正宗》無疑是外科學的經典著作，後世評價其「列證最詳，論治最精」。正宗派的學術思想，在一定程度上啟發了全生派和心得派的治療思路。

全生派的創始人王洪緒，字維德，晚號林屋山人，江蘇吳縣人，清代外科醫家，代表著作是《外科證治全生集》。

全生派注重陰陽辨證，認為陰陽是治病所求之本，將複雜的外科病症歸納總結為陰、陽兩大類，作為辨證論治的主要依據。該學派指出癰為陽、疽為陰，色紅者屬陽、色白者為陰，突破了「癰瘡皆是火」的常規觀念。

對於陰證之疽，王洪緒認為，這一類疾病是由陰寒之氣凝滯、氣血不通所導致的，所以極力反對寒涼清火的治療方法，主張溫補氣血，創製了陽和湯、犀角丸等方劑。

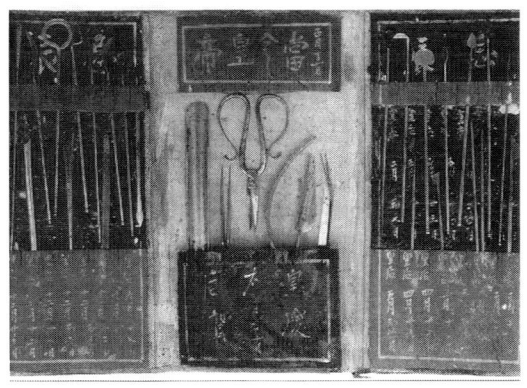

中醫外科器械

第七章　醫學大成（下）

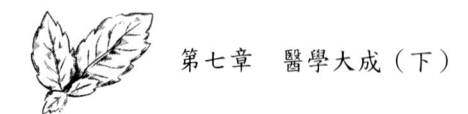

王洪緒提出「以消為貴」、「以託為畏」的著名觀點，治療皮膚膿腫時，力求瘡瘍消散吸收。據此創立了醒消丸、小金丹、梅花點舌丹等，大大減輕了病人的痛苦。

當時蘇州誦芬堂藥店主人雷允上，化裁王洪緒的梅花點舌丹，加工製成六神丸，治療咽痛、耳腫、白喉等多種疾病，至今仍在使用。

全生派反對濫用刀針和腐蝕藥。強調在癰疽初起之時，宜用內消法治療。這樣的觀點在清代外科學領域有一定代表性，但是偏於保守，受到了一些醫家的反對。

心得派的代表人物高秉鈞，字錦庭，江蘇無錫人。清代醫家，精通內、外、婦、兒各科，在外科領域的代表作是《瘍科心得集》。

高秉鈞秉承《黃帝內經》的醫學思想，推崇「外科必本於內」的觀點，擅長用內科的辨治理論、治療大法來處理外科疾病，促進了外科內治體系的發展。

心得派強調辨證施治、治病求因的原則，習慣將病症合併討論，相互對比鑑別，開闊思路。

高秉鈞將溫病學說與外科證治融會貫通，強調溫病與瘡瘍在病因病機、治療原則上的相同之處，論證思路別具一格。

他認為六淫邪氣是外科疾病的主要病因。外來毒邪或從口鼻，或從肌膚，侵入營衛臟腑而致病。

他提出了「按部求因」的辨證方法。即按人體上、中、下三焦分部，瘡瘍類疾病發生在上部者（頭面、頸項、上肢）多因風熱風火，在中部者（胸、腹、腰、背）多為氣鬱氣火，在下部者（臀、腿、脛、足）則是淫熱淫火。

溫病傳變有衛氣營血、上中下三焦的次序，外科瘡瘍也會隨正邪交爭在表裡之間演進。據此，心得派創立「毒入五臟」和「三陷變局」學說，論述相應階段的症候特徵和治療方法，具有鮮明的溫病學特點。

以上種種心得派觀點，皆立足於「求本論治」的宗旨，極大地促進了中醫外科思辨體系的發展。

內治並不是單純地內服藥物，而是強調司外揣內的辨證思維。中醫認為，病機是病症發展的核心要素，是治療的關鍵。如果不論寒熱虛實，籠統地套用外治方法，就會失去辨證論治的優勢。

外科三派的形成，象徵著外科治療手段和辨證思路的進步，推動了中醫外科論治體系的發展。受他們的影響，外科醫師絕非只懂一技之長的工匠，而是全面掌握了中醫理論的真正中醫。

醫學雜誌刊吳中

18 世紀末，江南手工製造業興盛，繁榮的經濟帶動了文化發展，各家學術交相爭鳴。醫學方面的交流空前熱烈，諸多名醫集聚一堂，以醫會友，相互切磋思索，共探醫理之奧，共商疑難之治。

在這樣的背景下，誕生了第一部醫學雜誌——《吳醫匯講》，是由清代醫家唐大烈主編的。

唐大烈，字立三，號笠山，生活在清朝中期的江蘇長洲，精通詩書文章，曾任監獄的典獄官，也是當時著名醫家，臨床經驗豐富。

當時吳中地區名醫輩出，學術氛圍濃厚，他意識到醫者不可故步自封，各家思想交流碰撞有益於醫術精進，於是萌生了出版一部諸家醫學

第七章　醫學大成（下）

文集的想法。

他公開徵求文稿，倡導大家各抒己見，旨在提供一個溝通學習、開拓思路的平台。由於古代通訊條件有限，徵稿範圍局限在江浙一帶，這部醫學文集也因此被命名為《吳醫匯講》。

唐大烈在第一卷文刊序言中宣告，這部「講集」長期接收稿件，不拘題材，不限卷數，強調文章的原創性，並且需要具備一定的學術價值。希望醫道眾人秉持一顆開放的心，分享自己的經驗，聆聽他人的見解，以此活躍學術氣氛，帶動醫學進步。

為了保證文章品質，唐大烈設定了嚴謹的審稿環節。他與幾位醫家組成「編委會」，多次審閱寄來的文稿；反覆討論文章本身價值，不論作者現有的聲望；所有稿件都要經過層層篩選，擇取其中優等者，對行文字句修改潤色後，方能付梓刊行。

中醫學發展到清代，流派眾多，彼此之間難免存在分歧，而《吳醫匯講》主張兼收並蓄，不立門派之見，只要作者觀點明確、論證合理，都可以暫且保留。這樣包容的理念極大地促進了學術探討，推動醫學水準整體提高。

此外，這部著作集還有一個特點。每篇文章的標題之前，先列作者小傳，包括姓名、字號、生卒年月、籍貫、代表著作、遊歷經驗等資訊。這一番簡單的介紹，拉近了讀者與作者的距離，保護了作者的「智慧財產權」，又為後世了解當時江南一帶的醫界狀況，儲存了豐富的文獻史料。

這種公開徵稿、審閱修編、合集出版、持續更新的形式，在當時是首創，初步具備現代期刊的雛形，是一個了不起的創舉。

《吳醫匯講》沒有形成固定的刊行時間，只要累積了足夠的高品質文稿，就編訂出版一卷。

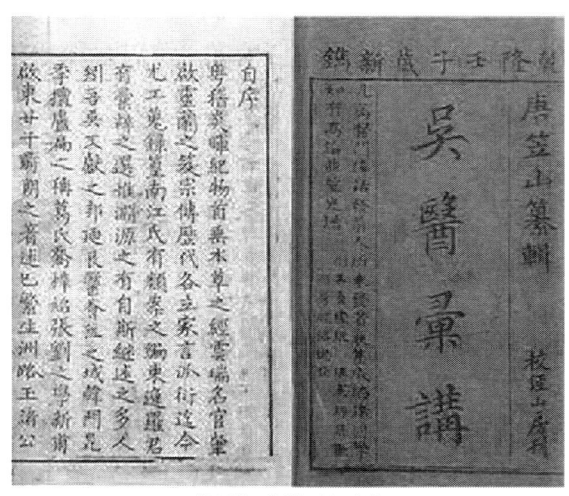

《吳醫匯講》創刊號

《吳醫匯講》內容廣博，涉及中醫理法方藥、德行操守多個方面，刊登了諸多極有價值的文章，如葉天士的〈溫症論治〉。這是著名溫病大家葉天士最早發表的、討論溫熱類病的專篇，反映了葉氏溫病學的主要思想，包括溫病感邪形式、傳變規律、寒溫相鑑、治療大法、藥物加減等內容。作為《溫熱論》的另一種傳本，對文獻校訂工作有重要意義。

還有薛生白的〈日講雜記〉。薛氏以輕鬆的筆調記錄了自己與曾孫的 8 段對話，闡發了《易經》思想、運氣理論、五行學說、婦科脈法等方面的內容，雖篇幅短小，卻句句精練，由此亦能對薛氏的學術特色有所體悟。

此外，尚有解析本草方劑的隨筆，倡導醫德操守的論說，以及證治經驗交流、古文考據見解、醫籍閱讀評論、醫學基礎歌訣等。為了增強

第七章　醫學大成（下）

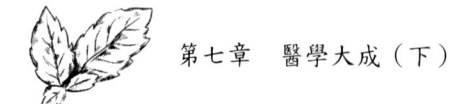

書刊的可讀性，唐大烈往往在每卷中收錄一兩篇醫理精深的文章，同時穿插易於閱讀的短篇小段，使得長短難易錯落有致，既有值得深思的疑難論點，又有醫學常識的普及推廣，將這本「中醫雜誌」辦得生動活潑，引人入勝，吸引了廣大醫學名士。

《吳醫匯講》作為學術交流的平台，成功地彙集了當時的熱點問題。其中關於外感熱病、爛喉丹痧、天花、水痘的討論最多，反映了傳染病流行的實情。書中收錄的大部分文章，包括唐大烈自己發表的15篇在內，迄今為止對中醫臨床實踐仍具有一定的指導意義。

清乾隆五十七年至嘉慶六年（1792-1801）的10年間，在唐大烈的主持下，《吳醫匯講》共刊印發行了11卷，包括41位作者的128篇文章（一說文章數目為94篇），直到唐大烈去世停刊。

一　外治之宗吳尚先

說起吳尚先，我們不得不先說說中醫的治療方法。中醫的治病方法是多種多樣的，大致可分為內治和外治兩大類。內治法主要以口服藥物為主，如湯藥、沖劑、蜜丸、水丸等；外治法是指在體表施治的方法，除了大家熟悉的針灸、艾灸、按摩外，還有藥物燻洗、湯熨、敷貼等。

中醫的外治法起源很早，像砭石刺病早在石器時代就有了。《內經》用熱酒燙桂心，製成藥液外敷關節；《傷寒論》用火燻發汗治療太陽表證，這些都是外治法的早期應用。

外治經驗一直在不斷累積，但是真正的理論總結出現較晚。清代趙學敏在《串雅外編》中收載了豐富的外治方法，分為禁藥門、起死門、保

生門、奇藥門、針法門、灸法門、燻法門、貼法門、蒸法門、洗法門、熨法門等共計28門，包括外治法約600條。其後，吳師機的《理瀹駢文》對外治法理論加以總結提升，將外治法推向了巔峰。

吳尚先（約1806-1886），字師機，晚年自署杖仙，別號潛玉居士，錢塘人。

他在道光十四年（1834）考中舉人，後來因患病未能參加京試，隨父親遷居江蘇揚州，自此淡於功名而悉心從醫。

太平天國時期，吳尚先居於江蘇泰州鄉間，因為戰爭，當時藥物奇缺，於是他想到外治法。如果能夠將外治法的治療範圍擴大，既能解決藥物供應不足的困難，又能減少一些藥物內服而引起的副作用，特別是對於那些「不肯服藥」、「不能服藥」的病人更為適合。

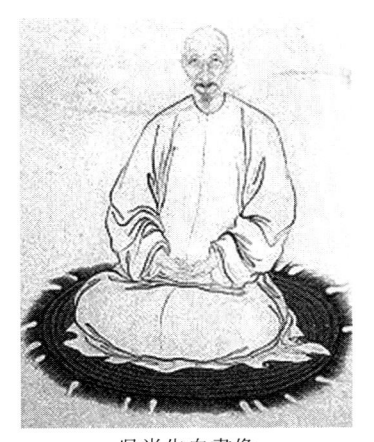

吳尚先自畫像

內服藥物治病，是大家所熟知和公認的。那麼外治法能夠達到內治的療效嗎？又能治多少病呢？這是吳尚先必須思考的問題。

經過對中醫理論的反覆研究，吳尚先終於想明白了這個問題，提出

第七章　醫學大成（下）

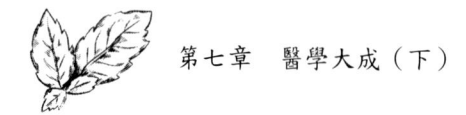

「外治之理即內治之理；外治之藥，亦即內治之藥」的著名觀點。認為外治與內治同出一源，醫理、藥性並無二致，只是落實到具體的操作方法上各有千秋罷了。

外治法雖不經口，卻是從體表孔竅而入，同樣是以氣相感，藉助藥性來恢復人體氣血陰陽的平衡。吳尚先深諳此理，所以對外治法進行了理論昇華。

他指出，外治法對疾病有更強的針對性，不需要迂曲繞道，可以直達病所，作用迅捷，中病即止，不留後患。

內服藥要先經脾胃吸收運化，方能到達病位而起效。外治法避免了這一點，藥物本身的偏性不易影響脾胃消化吸收功能，更便於醫生掌握。特別是那些本身就氣血虛弱，服藥後難以運化的病人，外治法更為合適。

對於病症複雜、難以確定內服方劑時，貿然用藥，一旦失誤就難以逆轉。而先用外治法，即便出現過失也很容易發現並及時改正，不至於對人體造成重大損傷。所以，與內服藥相較，外治法更安全，有獨到的優勢。

理論闡釋雖然通暢，那臨床上效果究竟如何呢？

吳尚先的外治法效果非常顯著，每天來求診的患者很多。臨證20年，每個月接診四五千人，一年五六萬人，出膏10萬餘張。這些驚人的數量，足可為臨證效果作證。

為了能夠惠及更多人，吳尚先廣泛吸取前人的外治經驗，與自己的臨證心得相互貫通，歷經十數次修改，寫成《外治醫說》，該書採用「駢

體文」，所以刊行時改名為《理瀹駢文》。

這部書在卷首先總論外治之法，正文分別論述了傷寒、中風、痹證等內、外、婦、兒、五官各科多種病症的外治方。治療以膏藥為主，又有嚏、坐、熨、抹等其他外治方法百餘種，蒐集外治方1,500多首，是外治法的集大成之作。

在具體的治療上，吳尚先把人體分為上、中、下三部分，指出：上焦的病症，把藥研成細末，放置在鼻中取嚏發散是第一捷法；中焦的病症，將藥切粗末炒香，用布包縛在臍上為第一捷法；下焦的病症，將藥或研或炒，布包坐在身下為第一捷法。辨證、選藥、組方的原則和方法都與內治法相通。

吳尚先的外治理論體系融合了《內經》的臟腑理論、《傷寒論》的六經辨證、溫病學說的衛氣營血和三焦辨證，借鑑了針灸、按摩、導引等理法，再加上自己的思考與創新，把外治法的優勢發揮得淋漓盡致，所以後世讚譽吳師機為「外治之宗」。

一心活人王士雄

清道光十七年（1837）八九月間，杭州霍亂流行，人患病後上吐下瀉，小腿抽筋、疼痛。有位姓沈的婦人半夜患病，雖然口渴難耐，但是喝一口水就嘔吐不止，並出現聲音嘶啞，手腳發涼。天剛亮，患者的丈夫就去向一位叫王士雄的大夫求診。這位王大夫為患者摸了脈，開了一劑蠶矢湯讓病人服用。這藥還真神奇，病人喝了竟然沒有吐。喝下藥，王大夫又讓人用白酒用力摩擦患者的小腿，經過大約一個時辰的治療，

第七章　醫學大成（下）

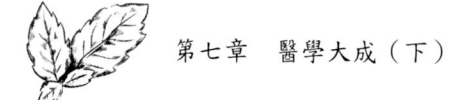

患者小腿變軟，不抽筋了，嘔吐也慢慢止住了。到了傍晚，又讓病人喝了半劑藥，晚上就安穩地睡了一夜。後來，王士雄用上述辦法治好了不少的霍亂病人。

這位醫道高明的王士雄，是清代著名的溫病學家，與葉桂、薛雪、吳瑭並稱為「溫病四大家」。

王士雄（1808-1867），字孟英。後世多稱其字。出生時，他的曾祖王學權賜字「籛龍」。據傳，彭祖姓籛，寄託了曾祖希望他能壽同彭祖的美好祝願。

王孟英曾自號「半癡」。是因為他生活儉樸、不事科舉、不善營生，對於病患竭心盡力，「癡心以赴」，別人都認為他「癡」；而王孟英卻安貧樂道，「行吾之癡而樂吾餘年」，又說自己對世間事無所沉迷，唯獨沉溺於治病救人，是有「半點癡心」，所以自號「半癡」。

王孟英身處亂世，戰事連綿，一生多次遷居避難。因感慨自己四處飄零、居無定所、隨處而息，把居室題為「隨息居」，自稱「隨息居士」；又自嘲別人視自己如野鶴閒雲，自稱「野雲氏」。

王孟英出身醫學世家，曾祖父王學權、祖父王國祥、父親王升（豐滄）無不以醫為業。

嘉慶二十四年（1819）春，王孟英的父親豐滄公得了溫病，腹瀉、發熱。當時的醫生大多不懂得溫病和傷寒有別，一味尊崇陶節庵的《傷寒六書》之法。看到病人腹瀉，就用治傷寒洩瀉的辦法，開了柴胡、葛根等升提藥。辨證錯誤，用藥不當，自然不會有療效。接著又認為是虛寒所致的「漏底」症，改用溫補的辦法。結果，王孟英父親的病越來越重，以至於危殆。

這時，斅滄公的好友金履思推薦了浦上林醫生。浦上林一診之下，即斷定為溫病，用大劑量的犀角、石膏、雙花、天花粉、鮮生地、麥冬等，顯然這與當時的一般思路不同。其他親友看到處方，都忐忑不安，不敢給病人服用。金履思卻堅持按照浦上林的方法，為斅滄公頻頻灌藥。這一次處方用藥顯然是對症的，病很快痊癒了。

當時王孟英只有12歲，親眼看到了對父親治療的全過程，聽到了浦上林先生對病情的分析，心裡充滿敬佩和嚮往。這件事對王孟英後來立志學醫產生了重要影響。

道光元年（1821），王孟英的父親病逝。父親在彌留之際，百般牽掛，拉著兒子的手，諄諄囑咐：「人生在天地之間，一定要做到對世間有用，你如果能明白這個道理，我就死而無憾了。」殷切希望兒子能夠有所成就。

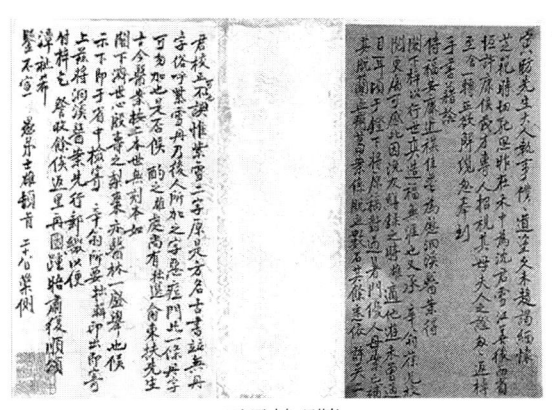

王孟英呎牘

王孟英在悲痛中，流著淚把父親的遺言銘記於心，經過反覆思考，決定不求功名，專心學醫。

自此，王孟英一邊為了生計，在婺州佐理鹽務，一邊在工作的閒暇

第七章　醫學大成（下）

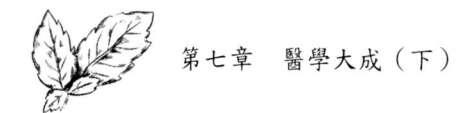

潛心苦讀。據說他晚上在帳內點燈讀書，通宵達旦，後來帳頂燻得墨黑。這樣的勤勉，使王孟英很快窺得醫學的門徑。

道光四年（1824），王孟英的上司、鹽務主管周光遠得了重病，形勢危急，所有醫生都認為是痧證。年僅17歲的王孟英悄悄地摸著周光遠的手臂，為他診脈，認為是脫證。

這兩種觀點是截然相反的！痧證是氣機內閉的實證，要用開竅藥；脫證是陽氣欲脫的虛證，要回陽救逆。如果用錯了，就會有生命危險。

人命關天，王孟英果斷地說出了自己的判斷。眾人都因為王孟英年輕而譏笑他，但是王孟英堅持己見，並說服病人和家屬，最終按脫證治療，周光遠很快恢復了健康。經此一病，周光遠對年輕的王孟英大為嘆服，像親兄弟一樣對待他，逢人便讚揚他的醫術，王孟英醫名始振。

王孟英生活的年代，不僅戰亂頻繁，還經歷了幾次大型傳染病的流行。霍亂流行之時，王孟英更是全力赴救，從預防到治療都提出了重要見解。

道光年間，江浙一帶霍亂流行，王孟英盡力施救，救活的人不計其數。他在道光十八年（1838）著成《霍亂論》，把自己的臨床經驗毫無保留地記錄下來，為其他醫生提供借鑑。

同治元年（1862）五月，王孟英到了上海，恰逢霍亂流行，他毫不猶豫地出手救治。然而，就在八月底，他的二女兒定宜在錢塘也患了霍亂，被醫生誤治，不幸病逝，年僅20歲。她臨終時說：「如果父親在，我的病一定能治好。」

在巨大的悲痛中，王孟英把他的《霍亂論》重新修訂增補，寫成《隨息居重訂霍亂論》並雕版刊行，希望能使更多患霍亂的人獲得生的機會。

王孟英一生中，以其精湛的醫術救治了眾多病人，他流傳下來的800多個醫案充分體現了這一點。在繁忙的診務中，王孟英始終注重總結和累積，留下了很多著作，現在流傳於世的有《溫熱經緯》、《霍亂論》、《歸硯錄》、《隨息居重訂霍亂論》等。

人痘接種防天花

你知道人類消滅的第一種疾病是什麼嗎？是天花！

歷史上，天花是一種危害極大、死亡率極高，為人類健康帶來重大威脅的烈性傳染病。因倖存的患者臉上常常留下麻點，所以人們稱這種病為「天花」。

疾病研究學家曾經對世界上重大的傳染病，按照死亡率進行排序，居於首位的就是天花。

據史料記載，2,000多年前的一場天花，在羅馬肆虐了15年之久，它使城市廢棄，田園荒蕪，數百萬人喪命。僥倖死裡逃生的人們，不是眼睛失明就是面部嚴重變形。天花是古羅馬文明覆滅的主要原因之一。

中世紀時，天花在世界各國流行，幾乎10%的人因此斃命。

整個18世紀，歐洲死於天花的總人數在1.5億以上；在亞洲，每年被天花吞噬的生命達80多萬。

在20世紀裡，天花奪走了大約3億人的生命。

過去，民間有句俗語：「生了孩子只一半，出了天花才算全。」可見天花的凶險，同時也道出了天花的特點：只要得過天花，那這個人以後就不會再得了。用今天的話來說，就是獲得了終生免疫。

第七章 醫學大成（下）

所以，人們就開始思考，能不能使人得輕度的天花，由此獲得對這種可怕疾病的免疫呢？

中華人民很早就有與天花進行鬥爭的歷史。經過漫長的實踐和摸索，至明代，民間發明了人痘接種術來預防天花，就是用人工的方法使被接種者感染一次天花而獲得終生免疫。最遲在16世紀，人痘接種術就已經在中國普及了。

據《張氏醫通》及《醫宗金鑑》等書記載，人痘接種術主要有四種方法：一是痘衣法。取天花患兒貼身內衣，給健康未出痘的小兒穿兩三天，使其感染天花病毒，以達到種痘的目的。一般在著衣9至11天時開始發熱，為種痘已成。這種方法雖操作簡單，但是無法控制病情。有時候，用了痘衣法可能沒有感染天花，也可能由此感染重度天花而危及生命。

二是漿苗法。在膿皰疹階段，取皰疹中的漿液，用棉花蘸了塞入接種對象的鼻孔，以此引起發痘，達到預防接種的目的。但是膿皰疹處於疾病的發展階段，病毒毒力較強，採用這種方法比較危險。

三是旱苗法。用脫落的痘痂，研成極細末，用銀質的細管，對準鼻孔吹入。一般到第七天發熱，表明種痘已成。痘痂處於天花的痊癒期，和漿苗相比，毒力大大下降，安全性提高了。這種方法簡便易行，曾經在一個時期廣泛應用，但是向鼻腔吹入粉末時，會刺激鼻黏膜，引起噴嚏、流涕，容易衝去痘苗，會使成功率大打折扣。

四是水苗法。這種方法和旱苗法一樣，選用脫落的痘痂。不同的是，將痘痂研成細末後，需用淨水或人乳三五滴，調勻，再用新棉攤薄片，把痘苗裹起來，捏成棗核的樣子，塞入鼻孔，6個時辰（12小時）後取出。通常至7天發熱見痘，為種痘成功。

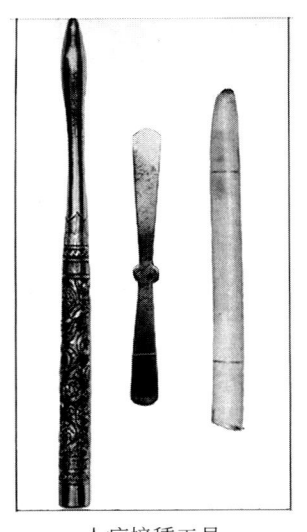

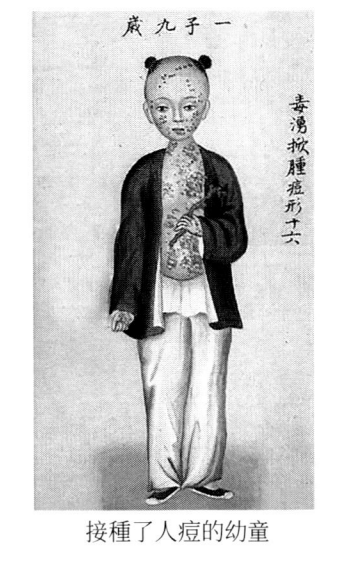

人痘接種工具　　　　接種了人痘的幼童

　　以上四種方法相比較，痘衣法最為原始，漿苗法危險度較高，旱苗法成功率較低，水苗法則最為成熟。

　　接種是否能夠成功，是否安全，最重要的就是「選苗」。

　　選苗要選「順苗」。「順苗」，是毒力緩和、不夾雜其他疾病的痘痂製成的痘苗。所出之痘具備紅、潤、尖、圓四個特徵，對於沒有把握的「苗」，寧可不用，也不能濫用。

　　更為安全的是「熟苗」。將「苗」連種七次，精加選煉，就成為「熟苗」。也就是說，以甲的痘痂做成「苗」，接種給乙，如果乙的發病過程十分順暢，無兼夾病症，就以乙脫落的痘痂做苗——接種給丙，如果丙符合順苗的標準，再以丙的痘痂為苗——接種給丁，以此類推，連種七次，就成為「熟苗」。

　　這實際上是現代製備疫苗的減毒過程，苗傳種越久，安全性越高。

第七章　醫學大成（下）

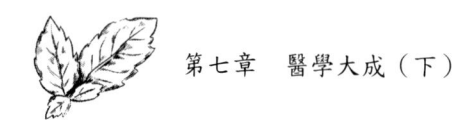

有了熟苗，就可以用它遞相接種，四季不斷。

隨著選苗、煉苗的技術日趨成熟，人痘接種術的成功率也日益提高。

清代種痘名家張琰在《種痘新書》中說，他在數十年中接種八九千人，因種痘死亡的有二三十個，死亡率大約在 0.25%。這在今天來看，依然是很恐怖的數字，但是在當時，面對天花肆虐時 40% 甚至百分之八九十的死亡率來說，人痘接種術無疑是了不起的成就。

中華民族的人痘接種術發明以後，流傳到日本、俄羅斯、北韓、土耳其、英國等地，為人類的健康做出了重大貢獻。

1796 年，英國琴納在此基礎上創立了更為安全的「牛痘接種術」。

1968 年，世界衛生組織制定了凍乾疫苗的統一生產方法和標準，使天花疫苗可以在熱帶地區接種，而不至於失活。

1980 年，第 33 屆世界衛生大會宣告，天花已被完全消滅。

天花在世界範圍消滅後，全球就停止了天花疫苗的接種。這是人類歷史上消滅的第一種疾病，中華民族的人痘接種術功不可沒。

第八章
醫匯中西

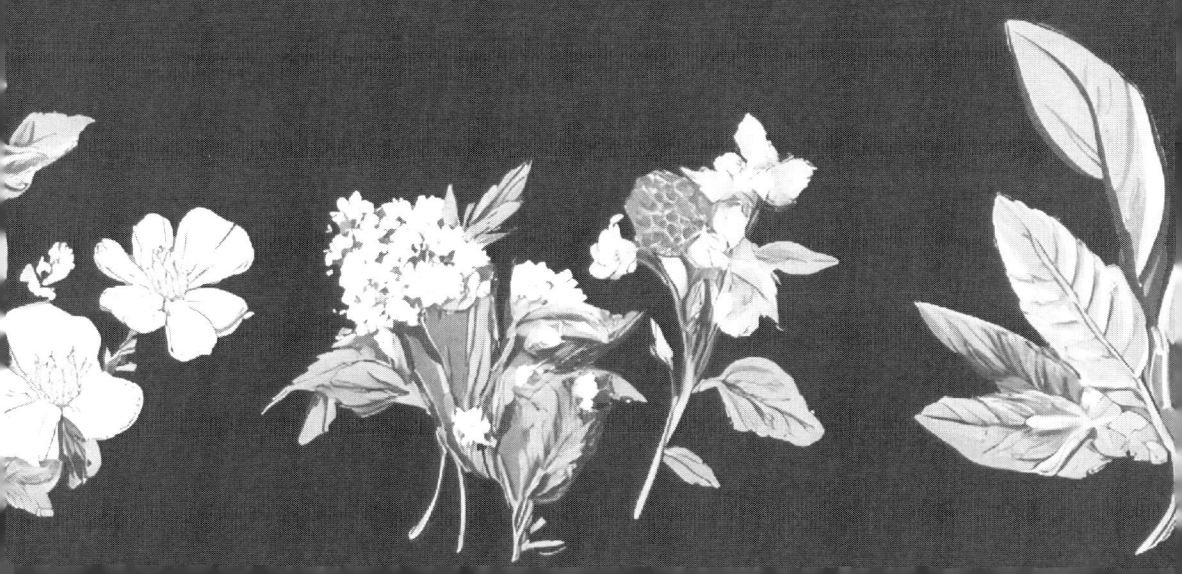

第八章　醫匯中西

近代社會處在急遽變化之中。1840年鴉片戰爭後，中華民族的大門被開啟，西方的文化、科學技術和醫學隨之而至。西醫學透過創辦醫院和診所、創辦醫學校、吸引留學生、翻譯西醫書籍、出版西醫刊物等方式，在中華立足生根，普及傳播。

隨著西醫學的傳入，出現了中、西兩種醫學並存的局面。「中醫」、「西醫」的稱謂就是在這個背景下產生的。面對兩種不同的醫學、兩種不同的思考方式，一些疑問必然產生：中醫、西醫哪個好？哪個科學？如何看待中醫和西醫的關係？

當時，在西方科學觀念的衝擊下，醫學界出現了幾種截然不同的態度和主張：一是否定中醫、推崇西醫。認為中醫是舊醫，是玄虛的；西醫是新醫，是科學的。主張廢除中醫、推行西醫。二是拒絕接受西醫，認為西醫學不適合中華民族，完全排斥。三是認識到中、西醫各有所長，試圖把二者結合、匯通，尋找一條中西醫匯通的道路。這就形成了中西醫匯通派。「中西醫匯通」的探索，成為近代中醫發展的重要特徵。

「中西匯通」之名始於徐壽（1818-1884）的《醫學論》，意為匯聚、溝通中西醫學。近代最早進行這種嘗試的是廣東醫家陳定泰及其孫陳珍閣。陳定泰生活於19世紀中期，他受王清任思想的影響，試圖探究臟腑的真實面貌，提出應修正傳統中醫臟腑理論，於1844年著成《醫談傳真》一書，收錄解剖圖16幅，是第一本引用西醫解剖圖的中醫著作。陳珍閣繼承了這個思想，於1886年赴新加坡「英國王家大醫院」實地學習西醫三年，1890年著成《醫綱總樞》，對西醫學的介紹更為詳盡，並進行了針對西醫疾病以中醫分證論治的嘗試。

洋務派代表李鴻章在為《萬國藥方》作序時說：「倘學者閣中西之說

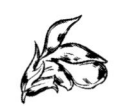

而會其通，以造於至精極微之境，與醫學豈曰小補！」提出將中、西醫之說結合的設想。

在中西醫匯通派醫家中，以唐容川、朱沛文、張錫純、惲鐵樵等最具代表性，學術影響力最為深遠。

唐容川敏感地洞察到近代社會的變化，稱之為「古今大變局」，提倡兼採中西，「損益乎古今」、「參酌於中外」，以求盡善盡美之醫學。他指出中醫長於氣化、西醫長於解剖，認為中西醫原理一致，在堅守中醫本位的同時，試圖用西醫來印證中醫，具有鮮明的「以西證中」的傾向。

朱沛文認為，中西醫學各有所長，各有所短。他稱中醫「精於窮理，拙於格物」、「信理太過，涉於虛」，西醫「專於格物，而短於窮理」、「逐物太過，而或涉於固」，應採取「通其可通，存其互異」的態度，主張匯通時「各取其是，加以匯通」、「不能強合」。他被後世稱為中西醫匯通中的開明醫家。

張錫純的中西醫匯通主張是「衷中參西」，匯通以中醫為本。認為中醫包括西醫之理，從醫理、臨床各科病症以及治療用藥方面，大膽地引用西醫理論，與中醫互相印證。在臨床上，張錫純提出中西藥物並用。他認為中藥、西藥不應相互牴觸，而應相濟而用。

惲鐵樵指出，由於中西文化背景不同，醫學基礎各異，從而形成了兩個不同的體系。他提出中醫應該整理提高，發展進步，並吸取西醫之長處，融會貫通產生新的醫學：「中醫有演進之價值，必須吸取西醫之長，與之合化產生新中醫，是今後中醫必循之軌道。」他主張立足中醫，吸取新知。

除這四位醫家外，還出現了不少中西醫匯通的著作和論文，反映了

第八章　醫匯中西

這個時期醫學發展的趨勢。中西醫匯通學派努力尋求中醫藥發展的新途徑、新方法，他們借鑑西醫，吸收新知，以求中醫的發展進步。他們以溝通中西醫學為目標，但是受時代條件和科技水準等因素的制約，並未能真正完成這個任務，可謂是「匯而未通」。但是他們在思想和方法上的探索至今仍有借鑑意義。

民國政府成立後，多次制定了不利於中醫的政策，如1912年的「漏列中醫案」，北洋政府頒布新學制，其中完全沒有提及中醫藥學，摒中醫於教育系統之外；1929年的「廢止中醫案」，要求限期登記「舊醫」、取締中醫學校、禁止傳播中醫等，試圖滅絕中醫，激起了中醫界的強烈反抗。在中醫有志之士的不斷抗爭下，1936年1月，頒布了《中醫條例》（仍然存在歧視、排斥中醫的內容），這是歷史上第一部關於中醫的國家專門法規，使中醫有了一定的法律保障。

中醫抗爭運動使中醫避免了被廢止的命運，同時也推動著中醫主動適應國家衛生行政和法制，納入近現代式的醫政管理，從而使中醫事業能夠繼續發展。

一　第一位來華醫療傳教士

1835年有一位洋人來到新豆欄街豐泰行租下了一棟三層小樓。經一番收拾整理，他在門口懸掛出「新豆欄醫局」的招牌，並注明「免費贈醫施藥」。

醫局開業的第一天，門口聚集了不少看客，但是一整天無人入局。人們對這位金髮碧眼的洋大夫既好奇又心存疑惑。

第一位來華醫療傳教士

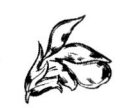

第二天，洋大夫看到一位衣衫襤褸、拄著枴杖的盲人婦女在醫局門口徘徊。他趕快示意工作人員過去，一陣遊說比劃，半攙半拉地將婦女帶進了醫局。這是一位飽受眼病折磨卻又無錢求醫的貧苦婦女。她抱著姑且一試的心理，戰戰兢兢，來到了醫局門口卻又遲疑了。

洋大夫為她進行了細緻的檢查，發現她是因為沙眼沒有及時治療，導致結膜瘢痕收縮和瞼板彎曲，使瞼緣內翻，形成角膜潰瘍。診斷明確後，洋大夫替她做了瞼內翻矯正術，還給了她滴眼液。

不久，她發現困擾自己多年的眼病好了，不痛了，不爛了，看東西清楚了。她欣喜若狂，逢人便說：「洋大夫治病不要錢，他治好了我的眼睛！」

洋大夫免費治療眼病的消息很快傳遍了。當時貧富分化嚴重，有人富可敵國，但是大量的底層百姓卻一貧如洗，他們食不果腹，衣不掩體，居處髒亂破舊。由於氣候炎熱多雨，環境髒亂，加之缺乏基本的衛生常識，導致沙眼、結膜炎之類的眼病流行。

消息傳開後，一些眼病患者來到醫局，得到了治療。隨著治癒病人的數量增多，醫局的名聲愈加增大，求診的病人絡繹不絕。根據相關資料記載，醫局開診後僅17天，前來求診的人數就達到240位，其中還包括好幾位衙門官員。人們記住了這位醫術高明、和藹可親的洋大夫，還知道了他的名字——伯駕（Peter Parker）。

伯駕，1804年出生於美國麻薩諸塞州一個虔敬、純樸的基督教農家。因家境貧困，少年時的伯駕邊讀書，邊在農場勞作。禮拜日，父親都會帶全家人一起到教會做禮拜。

1827年，伯駕考入宗教氛圍濃厚的阿默斯特學院半工半讀。三年

第八章　醫匯中西

後,他又考入耶魯大學,修讀解剖學、化學、植物學、地質學、天文學和哲學等課程。

受家庭的影響,伯駕在勤奮學習的同時,努力保持著基督徒生活。1831年4月間,「美部會」(美國最早的海外傳教團體)傳教士安路福(Rufus Anderson)來耶魯校園主領福音聚會,伯駕在他的感染下,堅定了做一名海外傳教士的決心。他申請加入了美部會,聽從美部會的安排重回耶魯去深造,接受神學與醫學的訓練。

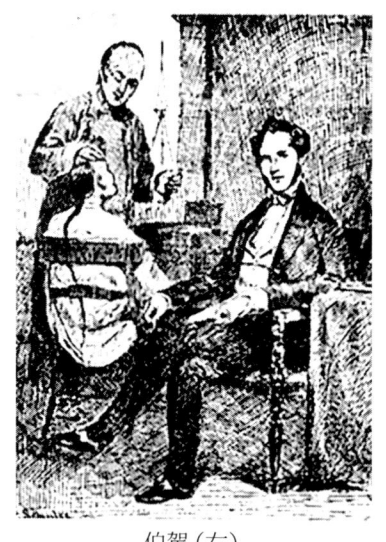

伯駕(右)

伯駕提前一年修完了醫學課程,獲得了醫學博士學位及醫師資格。1831年5月被美國長老會任命為牧師;6月1日又在紐約長老會教堂正式獲任為傳教士,三天後即接受美部會的派遣,成為美國第一位來華的醫療傳教士。他創辦的新豆欄眼科醫局,是中國第一所西醫醫院。

伯駕最初主要救治眼病患者,看到他的醫術高明,也有其他患者來

到醫局尋求治療。據記載，他曾接診過痲瘋病、象皮病、腫瘤等各科雜病的患者，尤其在外科方面，首次使用乙醚麻醉和氯仿麻醉，引入外科麻醉術，施行了中國第一次割除乳癌手術、白內障摘除手術、割除扁桃體手術。

伯駕在華行醫十幾年中，先後診治過的病人約有 53,000 人，其中上至封疆大吏，下到乞丐。總督林則徐也曾請他為鴉片煙客戒毒開藥方，還請他為自己治療疝氣。

1838 年 2 月，來華的美國宣教士裨治文（Elijah Coleman Bridgman）、郭雷樞（Thomas R. Colledge）和伯駕，以及商界人士在聯合發起成立了「中國醫藥傳道會」，郭雷樞被推為會長，伯駕為副會長。不久郭雷樞回英國長住，伯駕就成為實際的負責人。

在伯駕的積極推動下，自 1842 年開始，越來越多的醫療傳教士陸續來華，尤其鴉片戰爭後，隨著不平等條約的簽訂，傳教士獲得了隨意到中華各地傳教的自由，教會醫院在各通商口岸甚至內地紛紛建立。至 1890 年前後已經有 61 家醫院、44 家藥房、100 多位醫生（包括 26 位女醫生）在華從事醫療宣教。

實際上，以伯駕為代表的醫療傳教士的首要任務是傳播宗教，醫學是作為聯繫人心的主要手段。教會醫院的建立成為西醫傳入的重要基地，也為中國建立醫院提供了示範。伯駕帶動了晚清醫學近代化，參與了改變中華歷史潮流，開啟了中華兩種醫學體系並存的歷史局面，對後來的中醫、中西醫發展產生了重要影響。

第八章　醫匯中西

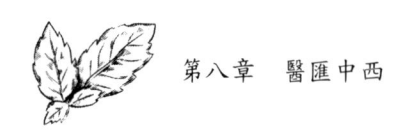

一　擅治血證的唐宗海

咳血、吐血、便血等出血性疾病,中醫通稱「血證」。清末,出現了一位擅治血證的大家——唐宗海。

唐宗海(1847-1897),字容川,多以字稱。四川彭縣人。

祖上因擅長農耕而發達,但是容川出生時家道中落,要靠母親做女紅補貼家用,資其讀書。

容川天資聰穎,勤奮好學。先後師從李本生、王利堂習儒。兩位老師學識淵博,治學嚴謹,對其傾囊相授。16歲時,容川考取了秀才。

容川的父親唐瑞麟,體弱多病,為此容川深感憂慮。為人子者豈可不知醫?於是,他開始留心醫學。

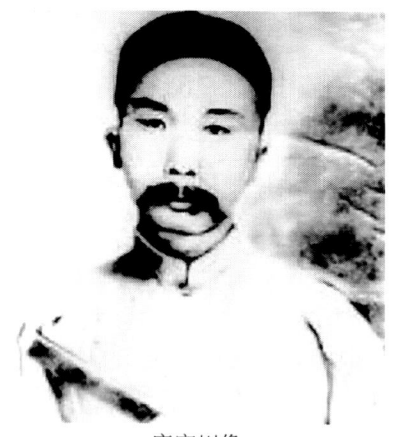

唐容川像

1873年,父親經常吐血、便血,雖經多位大夫診治,病情皆未見好轉。他打聽到鄉里有位楊西山先生著有《失血大法》一書,便多次上門求閱。

擅治血證的唐宗海

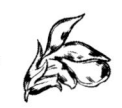

容川根據書中的方法為父親治療,但是依然未能挽救其父親的生命。此後,他開始精心學習《黃帝內經》和《傷寒雜病論》等經典醫籍。由於具有深厚的經學功底,他的醫學理論飛速提升,為人診病多有良效。四方鄉鄰常有人上門求治,療效顯著。

1879年,他的妻子也患上了血證,經他精心調治得以康復。在為父親和妻子治療血證的十幾年間,他累積了豐富的臨床經驗,為了彌補在血證研究上的缺陷,於1884年撰寫了《血證論》,闡發了氣血水火關係以及血證與臟腑、脈證死生、用藥宜禁等問題,提倡止血、消瘀、寧血、補血四大治血證原則。

《血證論》是中醫學史上有關血證的首創專著,一經發行便很快名聞三蜀。很多患者不遠千里前來診治疾病,很多學生前來拜訪學習。唐容川建造了一幢房子專門為徒弟們講學。他為人善良和藹,經常減免窮人的醫藥費用。對於家境貧寒的學生,他免收學費還資助他們的生活。

有一年,總理衙門總辦陳蘭秋得了重病,邀請唐容川為其診治。容川發現這人形體消瘦,肌若魚鱗,胸脅疼痛不可名狀,前陰縮小,右耳硬腫如石。他診視後,診斷為腎系生癧連及脅膜,下連小腹。他聲稱治療應該以治腎為主。

陳蘭秋聽後勃然大怒,說:「西醫也說我的病在腰筋髓內,所以割治了三次,但是不能止漏。無藥可治。現在你的診斷與西醫一樣,該不是也束手無策了?」唐容川說:「你出入各國衙門,常常接近西方人,就知道西法千古所無。其實並非這樣,就拿你的病來說,西醫只知道在腰內,但是你的耳朵為什麼發硬,前陰為什麼收縮,大便為什麼不下,他們肯定不知道。」陳蘭秋點頭稱是。唐容川進一步解釋說,腎開竅於前

第八章　醫匯中西

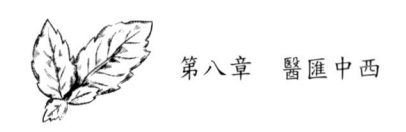

後二陰，現在腎系生了癰瘡，所以前陰攣縮而大便祕結。因為三焦經繞耳，聯通右腎，所以出現右耳硬腫。陳蘭秋聽後認可了他的觀點，接受了唐容川的治療方案，並得以痊癒。

唐容川系統學習了西醫的解剖學、生理學等知識，深入思考了中西醫的差異，他認為中西醫各有所長，應古為今用，中西互通。他試圖尋找中西醫學之間匯通的途徑，以求盡善盡美之醫學體系。唐容川一生編撰了多部著作，主要有《血證論》、《中西匯通醫經精義》、《金匱要略淺注補正》、《傷寒論淺注補正》、《本草問答》，合稱「中西匯通醫書五種」。這些著作當時曾遠播印度和南洋等地。他成為中西醫匯通派的創始人之一。

一　衷中參西的張錫純

一個秋末冬初的清晨，年過五旬的生意人馬樸臣準備出趟遠門。因長期奔波勞累，身體每況愈下。但是為了一家人的生計，他還是背起行囊出發了。行至途中，突然遭遇大風，他病倒在旅店。一開始腹部脹滿，後來周身漫腫，又出現了哮喘。

同行之人打聽到當地有位大夫醫術高明，即刻請來為馬樸臣診治。大夫看過後，斷定患者為風水病，替他開了一劑《傷寒論》的越婢湯，還另外讓他送服了一粒白色的小藥片。

吃完藥後，他蓋上被子躺下，不一會兒出了一身汗。很快感覺身上輕鬆了很多，周圍的人都嘖嘖稱奇。

這位令人稱奇的醫生就是張錫純，那枚小小的藥片就是從西方傳來

的新興藥物阿司匹林。

張錫純（1860-1933），字壽甫。出身於「累世業儒」的書香世家，自幼修習儒學，33歲時第二次參加秋試落第，之後遵父命改習醫學，上至《黃帝內經》、《傷寒論》，下至歷代各家之說，無不披覽，中醫功底相當深厚。

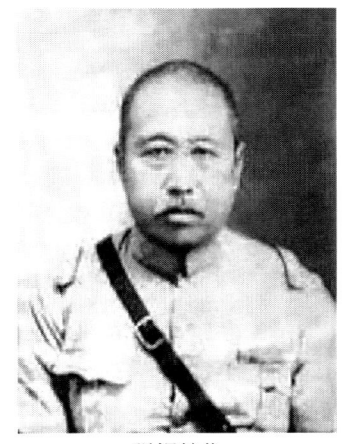

張錫純像

民國元年（1911），張錫純應德州駐軍統領黃華軒的聘請，任軍醫正，時年51歲。民國七年（1918），開設了立達中醫院，延請張錫純擔任院長，這家醫院為歷史上第一家中醫醫院。任院長期間，曾多次治癒日本醫生診為不治之症的重病，使西醫界感到震驚。

張錫純接觸西方醫學是在中年以後，在《醫學衷中參西錄》自敘中他講述了對西醫的了解、認識過程。他說自己在三十多歲才看到西醫的書籍，一見之下，喜其講解新異，認為觀點多出於中醫之外，頗為著迷。後來又經十餘年，隨著對醫學研究日漸深入，臨床經驗日益豐富，才領悟到，西醫看似新異的道理多包涵於中醫之中。

第八章　醫匯中西

對於中西醫學的差異，張錫純認為西醫用藥在區域性，是重在病之標；中醫用藥求原因，是重在病之本。可貴的是，張錫純並沒有執著於二者長短的比較，他認為醫學是以救人為宗旨的，作為一個醫者，原不應當存有中西醫的界限。他提倡中西醫要互補長短，中醫可以吸取西醫在實驗、器械、化學等方面的長處，同理，西醫也要研究中醫的氣化理論，希望將中、西醫完美地結合起來。

《醫學衷中參西錄》是張錫純的代表作。此書本打算分期發表，但是他只親自手訂完成了三期，四至七期分別為其子張蔭潮與門人編印，第八期則為其孫張銘勳編輯印行。全書包括方論、醫論、藥物、醫案等，其中西匯通觀點在書中有充分體現。

張錫純在中西醫匯通方面最突出的特點是中藥與西藥的配合使用，他尤其擅用中藥配合西藥阿司匹林。阿司匹林又稱乙醯水楊酸，1897 年由德國化學家費利克斯‧霍夫曼（Felix Hoffmann）合成，主要用於解熱鎮痛，消炎，抗風溼，抗凝血。

張錫純深入研究了阿司匹林的藥效特點及適用症，並沒有用西方的藥理來解釋這味藥，而是按照中醫理論進行闡發。他認為阿司匹林性涼能散，善退外感發熱，在外感發熱初期，服後可出涼汗，邪隨汗洩而癒；阿司匹林也能退內傷疾病引起的發熱，還可緩解急性關節腫痛，並適用於痘疹、麻疹、腸胃炎、肋膜炎等病症。他還指出，阿司匹林的發汗之力峻猛，臨證一定要因時、因人、因地制宜。顯然，這是以中醫的眼光和觀點來認識西藥。

《醫學衷中參西錄》裡記載著一首最著名的藥方，叫做「石膏阿司匹林湯」。先用白蔗糖沖水，送服阿司匹林。再將石膏煎湯一大碗，待周身

正出汗時，趁熱將石膏湯飲下三分之二，以助阿司匹林發汗之力。迨至汗出之後，過兩三點鐘，猶覺有餘熱者，可將所有餘下的石膏湯溫服。若藥服完，熱猶未盡者，可用生石膏煎湯，或少加粳米煎湯，少量多次溫服，至熱全退淨為止。

張錫純的中西藥聯合應用，開闢了中西醫結合的新途徑，對後世產生了重大影響。

棄文從醫的惲鐵樵

魯迅一生寫過大量小說，你知道他的第一篇小說寫於何時，又是怎麼發表的嗎？

那是1913年，魯迅寫出了第一篇小說〈懷舊〉，署名「周逴」，寄給當時頗具影響的《小說月報》。報社大為欣賞，把文章安排在「卷首」發表，並加上評語，向社會推薦這篇小說。由此，文壇一代巨匠嶄露頭角。這位慧眼識才的伯樂就是主編惲樹珏。

惲樹珏 (1878-1935)，字鐵樵，以字行。他自幼孤苦，5歲喪父，11歲喪母，由同族親戚撫養成人。雖身世悽苦，但是他天賦異稟，又勤學苦讀，16歲即考中秀才。

武進舊屬吳中，當時醫道興盛，尤其武進的孟河一帶，名家輩出，高手如雲，素有「吳中名醫甲天下，孟河名醫冠吳中」之譽。

在這種濃厚的醫學氛圍的影響下，惲鐵樵在修習儒學的同時，已涉獵了《溫病條辨》等醫學著作，粗通醫道。

第八章　醫匯中西

26歲，惲鐵樵攻讀英文專業。經4年學習，他以優異成績畢業，之後任中學教師。教學之餘，以章回體文言文翻譯了《豈蔻葩》、《黑夜娘》、《波痕荑茵》等外國小說。因其譯文獨具風格，得到學界的高度評價。因此，1911年受邀出任商務印書館編譯，1912年任《小說月報》主編。「慧眼識魯迅」一事便發生於此時。

正當惲鐵樵的事業如日中天時，痛苦正一步步向他襲來。14歲的長子阿通因患傷寒，死於庸醫之手。次年第二、三子也接連因傷寒夭折。痛定思痛，惲鐵樵深深地感到「求人不如求己」，遂棄文從醫，開始深入研讀《傷寒論》，同時拜傷寒名家汪蓮石先生為師。

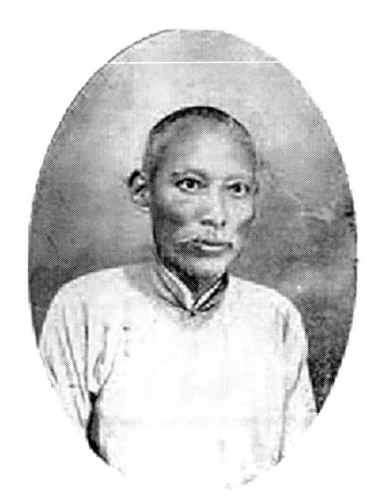

惲鐵樵像

跟師學習的第二年，他的第四子患病，發熱惡寒，無汗而喘。請來的名醫，開了豆豉、山梔、豆卷、桑葉、菊花、杏仁、連翹等藥，幾服藥下去，喘熱更加危重。惲鐵樵徹夜不寐，思量再三，對夫人說：「三個兒子都死於傷寒，今慧兒發病，醫生又說無能為力。與其坐著等死，寧願服藥而亡。」

他大膽開了一劑麻黃湯，夫人立即配藥煎煮。孩子服用一劑後肌膚溼潤，喘逆稍緩；二劑後汗出熱退，喘平而癒。

這次成功救治，惲鐵樵更加信服傷寒經方，潛心鑽研中醫經典，之後常為親友診治，尤精於兒科。

一日，報社同事的孩子患傷寒陰證垂危，名醫治療無效。惲鐵樵用《傷寒論》的四逆湯一劑使其轉危為安。病家感激萬分，遂登報鳴謝，並說：「小兒有病莫心焦，有病快請惲鐵樵。」這話頗具廣告效應，求治者日多一日，應接不暇。後來，惲鐵樵於1920年辭職掛牌，開業行醫。

惲鐵樵博古通今，學貫中西，醫儒兼通，深入研究了中西醫學。他清醒地指出，中西醫學是文化背景、思考模式、理論體系不同的學科，主張立足中醫，吸取新知。面對當時中醫受到的歧視與壓制，他於1922年撰寫了《群經見智錄》，從方法論的高度闡釋了中醫理論，特別是藏象學說的奧祕，駁斥了當時對中醫的攻擊。

1925年惲鐵樵與國學大師章太炎等共同創辦了惲鐵樵函授中醫學校，開啟了近代中醫函授教育的先河。1929年由於廢止中醫法案的發表，學校被迫停辦。廢止中醫法案撤銷後，惲鐵樵又以「鐵樵函授醫學事務所」之名，於1933年復辦函授教育，培育了一批具有創新思想的優秀人才，有力地推動了中醫事業的發展。

一 中醫生死保衛戰

回望百年歷史，中醫發展曾幾度面臨生死存亡的考驗。

1912年2月15日，全面推行西式教育，以中西醫不能兼採為由，在新頒布的學制及各類學校條例中，只提倡西醫專門學校而不涉及中醫，完全把中醫學排斥在醫學教育系統之外。

這就是近代史上著名的「教育系統漏列中醫案」。這項法令頒布後，

第八章　醫匯中西

引起社會的極大震動。1913 年 10 月，許多中醫團體派遣代表組成「醫藥救亡請願團」請願。

請願團成員起草請願書，標題是「懇請提倡中醫中藥准予另設中學醫藥專門學校以重民命而順興情事」。

不久，頒布了取締中醫章程的三十二條，中醫面臨滅頂之災。

請願被拒的消息一出，輿論譁然。許多中醫界人士撰文予以駁斥。各地中醫藥界紛紛舉行抗議活動。在社會輿論的壓力下，1914 年 1 月 8 日批覆了請願書，允諾廢止取消中醫的法案。1 月 16 日正式覆文，答應就有關中醫學校創辦事項在各地立案。

這是近代史上中醫界的首次抗爭請願活動。經過一年多的抗爭，請願活動取得了顯著成效，迫使政府收斂了對中醫的打壓，為其後中醫教育的發展爭取了寬鬆的環境。為了壯大中醫隊伍，一些有志之士組織創立了中醫專門學校等一批早期中醫教育機構。

1922 年 3 月，頒布了《管理醫士暫行規則》，要求中醫想獲得開業資格，必須經各地警察廳考核及格，或在中醫學校、中醫傳習所肄業三年以上。規則發表後，受到中醫界的強烈反對，召開了 170 人參加大會，參會人員一致認為審查醫士資格應由醫學會或各地資深的名醫主持而不是警察廳，呼籲全市中醫拒領執照，定期召開全國中醫大會。大會之後，再次選派了代表請願，要求取消《管理醫士暫行規則》。

1929 年 2 月，中央衛生委員會召開第一次會議。提交了《廢止舊醫，以掃除醫事衛生之障礙案》。該案將中醫稱為舊醫，全面否定中醫的有效性，認為中醫阻礙科學化發展，提出「舊醫不除，民眾思想一日不

變,衛生行政不能進展」。提案還規定了6項消滅中醫的具體辦法。會議還在提案的基礎上,發表了《舊醫登記案原則》,該案在中醫界掀起滔天駭浪。

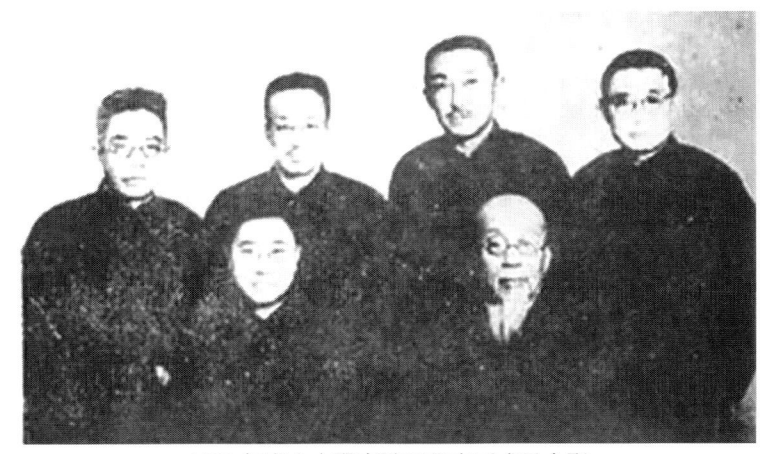

1929年廢止中醫案請願代表團成員合影

2月27日,中醫夏應堂等登報表示堅決反對,明確提出學術無所謂新舊,新的學術未必是真理,舊的學術未必是謬論。呼籲中醫要同心協力,掀翻這個畸形的提案。不久,中醫協會召集醫藥團體開代表大會,各地中醫團體積極響應。3月17日,醫藥團體代表大會正式開幕,正式代表共有262人,分別代表1共132個團體。大會高懸巨聯一副,上聯「提倡中醫以防文化侵略」,下聯「提倡中藥以防經濟侵略」。

會議期間提議:「中醫藥團體之團結,與此次之代表大會,為空前未有之首舉。……我中醫藥界同人,應以今日為紀念日,亦即『三一七』為我們今後永久之紀念日。」得到全場一致鼓掌通過,確定以每年的3月17日為醫藥大團結紀念日,即後來的「國醫節」。3月19日下午,舉行閉幕式。

第八章　醫匯中西

3月20日下午2時，新成立的醫藥團體總聯合會召開了第一次執監委員會，公決並推定醫界謝利恆、蔣文芳、陳存仁與藥界隨翰英、張梅庵共五位作為代表，張贊臣、岑志良二人為隨團祕書，一行七人即日乘夜車晉京請願。請願團擬有請願書兩份，一份題目是「呈為請求排除醫藥發展之障礙，以提高國際上文化地位事」。另一份題目是「呈為請求明令卻回廢止中醫之議案，並於下屆衛生委員會加入中醫，以維國本而定民心事」。

請願活動引來了廣泛的關注，也得到了部分社會政要與學者的支持。

然而，請願活動並沒有真正改變中醫中藥的命運，活動結束不久，聲稱支持中醫的各部門陸續發表壓制中醫藥的政令，對中醫藥的發展產生了極大的負面影響。

一　醫之繩墨施今墨

施今墨（1881-1969），原名毓黔，字獎生。年幼時，因母多病，立志學醫。他的舅父——名醫李可亭——見其聰穎，因而在施今墨13歲時即教他學習中醫，但是施今墨的父親認為仕途才是正道。

1921年，他為自己更名為「今墨」，一是表達自己效仿墨子的精神追求；二是寓意要成為當代醫學繩墨。施今墨原本已小有名氣。掛牌行醫不久，便譽滿京師。施今墨遣方用藥自成一格，處方配伍極有法度，尤其善用對藥，其處方之華美常令中醫藥界的行家讚不絕口。

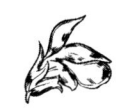

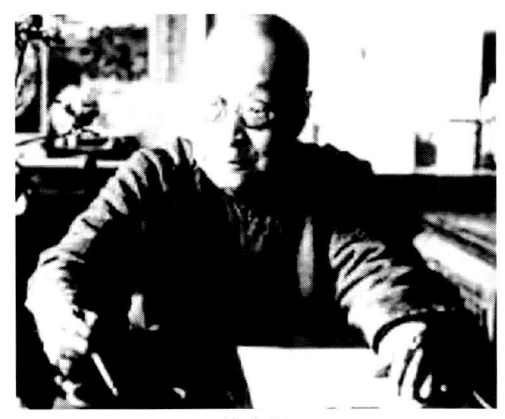

施今墨

　　《廢止舊醫，以掃除醫事衛生之障礙案》及請願活動使他深切地感受到，復興中醫必須做好三項重點工作，即編書、辦醫院、開學校。編書為儲存過去的經驗，辦醫院為應用現代經驗，開學校為推廣未來經驗。1931年，他創立了醫學院，培養出了一大批優秀中醫人才，為風雨飄搖的中醫界注入了活力，開創了中醫教育發展的嶄新時代。

　　1936年頒布《中醫條例》，規定了考核辦法及立案手續。施今墨和蕭龍友、孔伯華、汪逢春被舉為主考官，負責出試題及閱卷。嗣後即有「北京四大名醫」之說。這四位醫家不僅醫術高超，而且對近百年來中醫界風雲變幻的歷史發展產生了舉足輕重的影響。他們的人生道路，恰是一部中醫百年興衰史的縮影。

　　在一次中醫中藥展覽會上，施今墨獻出了治胃潰瘍、高血壓等症的十大驗方，其中「高血壓速降丸」、「神經衰弱丸」、「感冒丹」、「氣管炎丸」被製作成藥，暢銷海內外。後來，他又獻出了上百個驗方。

　　1969年春天，施今墨病重，自知時日不多，先生專門賦詩一首：「大

第八章　醫匯中西

恩不言報，大德不可忘。取信兩君子，生死有餘光。」1969 年 8 月臨終前，他一再叮囑：「我雖今後不能再看病，而我的這些經驗，對人民是有用的，一定要整理出來，讓它繼續為人民服務。」1982 年由祝諶予、翟濟生、施如瑜（施今墨之女）、施小墨（施今墨之子）修編的《施今墨臨床經驗集》終於出版，實現了先生「繼續為人民服務」的遺願。

此外，施今墨臨終前囑咐要將自己的遺體用於醫學研究，他是中華第一位將遺體捐獻給醫學事業的老中醫專家。

醫之繩墨施今墨

生生之道，藥草與銀針，千年醫術的風雲傳奇：

中醫的源頭，可能比你想像的還早！神話並不是空談，而是智慧與絕學的起始

主　　　編：王新陸	**國家圖書館出版品預行編目資料**
發 行 人：黃振庭	
出 版 者：崧燁文化事業有限公司	生生之道，藥草與銀針，千年醫術的風雲傳奇：中醫的源頭，可能比你想像的還早！神話並不是空談，而是智慧與絕學的起始 / 王新陸 主編 . -- 第一版 . -- 臺北市：崧燁文化事業有限公司，2024.11
發 行 者：崧燁文化事業有限公司	
E - m a i l：sonbookservice@gmail.com	
粉 絲 頁：https://www.facebook.com/sonbookss/	
網　　　址：https://sonbook.net/	面；　公分
地　　　址：台北市中正區重慶南路一段 61 號 8 樓	POD 版 ISBN 978-626-416-036-0(平裝) 1.CST: 中醫史 410.92　　　　　113015923

8F., No.61, Sec. 1, Chongqing S. Rd., Zhongzheng Dist., Taipei City 100, Taiwan

電　　　話：(02)2370-3310
傳　　　真：(02)2388-1990
印　　　刷：京峯數位服務有限公司
律師顧問：廣華律師事務所 張珮琦律師

─版權聲明──

本書版權為河南科學技術出版社所有授權崧燁文化事業有限公司獨家發行繁體字版電子書及紙本書。若有其他相關權利及授權需求請與本公司聯繫。

未經書面許可，不可複製、發行。

定　　　價：375 元
發行日期：2024 年 11 月第一版
◎本書以 POD 印製
Design Assets from Freepik.com

電子書購買

爽讀 APP　　　臉書